DE

L'OPÉRATION CÉSARIENNE

APRÈS LA MORT DE LA MÈRE,

RÉPONSE

A M. LE Dr DEPAUL,

Membre de l'Académie Impériale de Paris, Professeur agrégé de la Faculté
de Médecine, etc., etc.

PAR

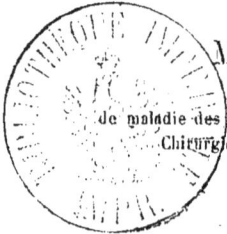

M. LE Dr VILLENEUVE,

Professeur d'accouchement,
de maladie des femmes et des enfants à l'École préparatoire de Médecine,
Chirurgien en chef à l'Hospice de la Maternité de Marseille,
etc., etc., etc.

MARSEILLE,

TYPOGRAPHIE ET LITHOGRAPHIE VEUVE MARIUS OLIVE,

RUE PARADIS, 68.

1862.

DE

L'OPÉRATION CÉSARIENNE

APRÈS LA MORT DE LA MÈRE.

Après la lecture de l'article court et substantiel que
M le docteur Sales-Girons a écrit en tête du n° du 15
mai dernier (1861), de la *Revue Médicale* sur la discussion
de l'opération césarienne *post mortem*, tout médecin doit
se sentir bien fier d'appartenir à une profession qui le
place si haut dans l'ordre scientifique et dans l'estime de
ses semblables.

M. de Kergaradec, par la manière grave et élevée avec
laquelle il a soutenu les vrais principes dans cette question aussi ardue que délicate, peut, à juste titre, éprouver
un légitime orgueil, sans que sa modestie en soit atteinte,
de se voir l'objet d'un éloge aussi bien mérité. Mais il est
bien glorieux aussi pour M. Sales-Girons d'avoir exprimé
en termes si bien sentis et si heureux la part d'honneur
qui revient à la profession et la part qui est due à celui
qui, en défendant les droits de la science, les droits de

l'humanité et ceux de la religion, a si bien compris et
fait sentir que tous ces droits ne peuvent être respectés
qu'à la condition de remplir rigoureusement les devoirs,
quelquefois pénibles, que la profession impose.

Après avoir si faiblement exprimé les sentiments d'estime et d'admiration pour le talent et le courage que M.
de Kergaradec a déployés dans cette mémorable circonstance, à une époque de scepticisme déplorable, on sera
étonné que j'ose me permettre quelques timides réflexions
sur un sujet qui me préoccupe depuis près de dix ans et
sur lequel j'avais présenté une esquisse à la Société de
Médecine de Marseille. Mais voyant les esprits peu dis-
posés à accueillir les propositions que je présentais à cette
époque, je crus prudent d'attendre un moment plus
favorable. Ce moment était arrivé lorsque, le 21 novémbre
1860, l'honorable M. Hatin présenta à l'Académie de
Médecine de Paris un mémoire sur l'opération césarienne
après la mort de la mère. Ce mémoire écrit, dans le but
de dégager les médecins de la responsabibilité que ferait
peser sur eux l'infraction de la loi sur les inhumations,
toutes les fois que, pour sauver un enfant, ils se croyaient
obligés de pratiquer l'opération césarienne avant l'heure
légale ; ce mémoire, dis-je, ne considérait la question que
sous un point de vue restreint et ne tendait qu'à modifier
la législation de manière à encourager plutôt qu'à ralentir le zèle des médecins dans des circonstances où le
devoir professionnel les met dans la nécessité d'enfreindre
la loi ; ce qui est toujours fâcheux et peut donner lieu à
des tracasseries injustes et ennuyeuses.

Mais comme l'a très-bien fait observer M. Depaul, dans
la séance du 28 janvier 1861, M. de Kergaradec avait
agrandi la question dans le mémoire qu'il avait lu le 8 du

même mois à l'Académie. J'ai suivi, avec le plus vif intérêt la discussion qui s'est ouverte à ce sujet. Les devoirs de ma position spéciale m'obligeaient à prendre une part active dans ce débat, non pas pour y apporter de nouvelles lumières, mais pour ne pas abandonner lâchement le drapeau sous lequel je me trouve rangé par la nature de mes fonctions. Je le dirai, sans modestie feinte, quand j'ai vu la manière solide et brillante avec laquelle M. de Kergaradec a soutenu la discussion, je n'ai pas cru que l'on pût mieux faire ni mieux dire que lui ; et si quelque chose m'étonne, c'est que la savante Compagnie, devant laquelle il a plaidé une si noble cause, n'ait pas pris des conclusions plus nettes, plus explicites et plus conformes aux principes qu'il a si bien développés et soutenus.

Cependant, malgré le découragement dans lequel me jette la décision d'un Corps aussi influent que l'Académie Impériale de médecine de Paris, malgré l'impuissance où je suis de faire prévaloir aucune de mes idées après une discussion aussi solennelle où les vrais principes ont été défendus d'une manière aussi forte, je regarde néanmoins comme un devoir sacré de venir porter ma modeste pierre à l'édifice élevé avec tout de magnificence par M. de Kergaradec. Je réparerai ainsi le silence que des occupations trop multipliées m'ont forcé de garder jusqu'à ce jour.

Comme M. de Kergaradec, je considérerai la question au point de vue scientifique, au point de vue légal et au point de vue religieux.

1° **Au point de vue scientifique.**

Il s'agit ici d'être bien fixé sur les signes distinctifs de la mort réelle ou seulement apparente de la mère. Il est évident que si l'on veut ne s'en tenir qu'aux signes rigoureux et certains que fournit la science, la mort n'est indubitable que lorsque les premiers signes de putréfaction se présentent. Si la loi veut être conséquente et ne se conformer qu'aux données positives de la science, il est des cadavres qui, selon la saison, la nature de la maladie qui a précédé la mort, la constitution même du sujet, ne devraient être ensevelis qu'après les 24 heures. Et si la loi ne devait souffrir aucune exception dans son exécution, il est évident qu'il faudrait renoncer à pratiquer la section césarienne après la mort de la mère, même dans les cas où la vie de l'enfant serait incontestable, comme le prouve surabondamment le fait rapporté par M. le docteur Gallard, à M. Bonnet, professeur d'accouchement à l'Ecole de Médecine de Poitiers. Ce fait est relatif à une femme enceinte, approchant du terme de la gestation, qui meurt à l'Hôtel-Dieu de Paris. L'interne de garde constate le décès, s'empresse de prévenir le directeur et lui demande l'autorisation de pratiquer immédiatement l'opération césarienne ; car il y a encore espoir d'extraire *un enfant vivant*. On lui répond : « Les règlements s'opposent à ce « que vous fassiez vous-même une opération aussi grave ; « il faut appeler un des chefs de service de l'hôpital. » — Mais le temps presse, dit l'interne, et dans une heure il

eera trop tard ; du reste il ne s'agit que d'une autopsie.
— « Alors, s'il ne s'agit que d'une autopsie, il n'est pas
« même nécessaire de faire appeler un de vos maîtres. Les
« règlements défendent formellement de procéder à l'au-
« topsie, *moins de 24 heures* après le décès.... » L'enfant
fut bel et bien enterré avec sa mère !!! (*Union médicale*, 19
février 1860.

Lequel des deux était plus compétent pour juger de
l'opportunité de l'opération césarienne : de l'interne qui
possédait toutes les garanties scientifiques pour résoudre
la question, ou du directeur de l'hôpital, qui, ne connaissant que la lettre des règlements, considère leur stricte
observation comme un devoir bien plus sacré que de favoriser, par leur infraction légitime, l'extraction d'un enfant vivant ?

Voilà pourtant l'inconvénient qui résulte du silence que
garde la loi sur les exceptions importantes qu'elle comporte. Néanmoins la commission de l'Académie a déclaré,
par l'organe de son rapporteur M. Devergie, que la législa-
lation était suffisante pour autoriser l'opération césarienne. Pour que cela fût une vérité, il faudrait d'autres in-
terprètes de la loi que M. le Directeur de l'Hôtel-Dieu, signalé par M. le docteur Gallard. Mais nous touchons à
la question légale. Nous y reviendrons plus tard.

Nous sommes loin de contester l'importance qu'il y a
à établir l'existence de la mort réelle et à ne pas se hasar-
der à faire une opération aussi grave dans un cas où la
mort ne serait qu'apparente. Mais il faut bien convenir
aussi que la nature de la maladie ou de l'accident auxquels
la femme aura succombé, suffira, le plus souvent, pour
donner la preuve certaine de la mort réelle. Dans les cas
douteux qui, d'ailleurs, sont très-rares, aux signes ordi-

naires qui servent à constater la mort réelle, on ne manquera pas d'ajouter le moyen indiqué par M. le docteur Plouviez, l'acupuncture à travers les parois du cœur. Ce moyen qui, dans les nombreuses expériences que ce médecin a faites sur les animaux vivants, n'a jamais produit de résultats fâcheux, est certainement le moyen le plus sûr pour constater la mort réelle quand l'aiguille enfoncée ne donne aucune oscillation. Or, dans les cas même où la femme meurt en état de grossesse, après avoir appliqué le fer rouge, pratiqué une ou deux légères incisions, sans aucune manifestation de vie, il ne sera pas nécessaire d'attendre 24 heures pour être certain de la mort réelle. Le moyen indiqué par M. Plouviez donnera cette certitude par l'absence des oscillations de l'aiguille à acupuncture, et la moindre oscillation obligera le médecin de suspendre l'opération césarienne et de s'appliquer au contraire à ranimer la mère par tous les moyens indiqués. Mais si la mort de la mère est établie d'une manière certaine, il faut alors que l'opération césarienne soit faite au moment le plus rapproché de son décès pour qu'elle ait un résultat utile à l'enfant.

Ce qui doit surtout encourager les médecins à se comporter ainsi, c'est que les annales de la science abondent en faits authentiques qui prouvent que des enfants vivants ont été extraits du sein de leurs mères mortes, tandis que c'est avec la plus grande peine que j'aie pu recueillir quelques rares observations de mort apparente chez la femme enceinte.

Ces observations sont au nombre de quatre : la première rapportée par M. Rigaudeaux, de Douai, en 1743 ; elle est extraite du *Journal des Savants* ; la seconde, tirée du tome XVI des *Archives générales de Médecine* de 1828,

pages 468-469 ; elle est fournie par M. le docteur
Bourgeois, médecin de la Maison Royale de Saint-Denis;
la troisième, recueillie par M. le docteur Echassériau,
de Lyon, tirée de l'opuscule de M. Letenneur, page 18;
enfin la quatrième, puisée dans la *Revue Médicale* du 31
août 1861, page 202, où M. Otterbourg l'a donnée en
détail. Je vais les rapporter avec tous les développements
qu'elles présentent.

L'observation de Rigaudeaux est relative à une femme en
travail, jugée morte depuis deux heures et déjà ensevelie,
qui fut non-seulement rappelée à la vie, mais accouchée
par les voies naturelles, d'un enfant qui, lui-même vécut.

M. le docteur Bourgeois, lut, dans la séance du 26 février 1828 à l'Académie de Médecine de Paris, une obser-
vati n de mort apparente chez la mère et chez l'enfant à
la suite d'une syncope due à une hémorragie chez la première et qui détermina une asphyxie congénitale chez le
dernier.

« Cette femme âgée de 26 ans, enceinte pour la première fois, était, depuis 24 heures, en travail d'accouchement. Tout annonçait une issue heureuse et prompte,
lorsqu'à la suite d'une *contrariété*, tout-à-coup se ralen-
tissent et se suspendent les douleurs utérines et apparais-
sent les symptômes d'une perte interne. L'enfant finit cependant par être expulsé; mais il paraît mort-né. Les
syncopes se succèdent chez la mère; et pendant le cours
de l'une d'elles, un accès convulsif semble avoir fait
rendre à cette femme le dernier soupir. Les choses étaient
dans cet état depuis quelques instants quand arriva M.
Bourgeois. Bien qu'on lui garantisse la mort de la femme
et que cette mort lui paraisse en effet réelle, il introduit, à
travers un caillot épais qui remplissait les parties génitales,

un doigt dans la cavité de l'utérus et il en titille la surface interne, pendant qu'il exerce des frictions sur l'abdomen et sur tout le corps. Il brûle des allumettes sous le nez, stimule les narines avec la barbe d'une plume, applique sur différents points du corps des cataplasmes d'ail pilé et de vinaigre et des linges imbibés d'une eau presque bouillante.

« Quinze minutes s'étaient déjà écoulées, lorsque M. Bourgeois sent un mouvement fugace dans l'abdomen, premier indice d'une contraction utérine, et bientôt en effet, des caillots sont chassés de l'utérus et la vie paraît renaître. Mais alors survint une convulsion épileptiforme qui fit craindre de nouveau la mort. On stimula l'utérus à l'intérieur et à l'extérieur; *le vagin fut tamponné!* les excitants généraux furent continués et les fonctions organiques se rétablirent enfin par degré; mais sans que la mère recouvre encore sa connaissance. Pendant tout ce temps, l'enfant avait été abandonné, comme mort, entre deux langes de laine et placé près du feu. Il a la face bouffie, les lèvres blanches, le corps froid, le cordon est coupé, non lié, et ne donne lieu à aucun écoulement de sang.

M. Bourgeois juge qu'il est mort et qu'il n'a pas respiré. Cependant, dans une des secousses qu'on lui imprime, il sort de sa bouche une petite quantité d'écume mousseuse. Cela excite à tenter des secours; on fait des excitations diverses à la surface du corps; on pratique une insufflation méthodique d'air dans les voies aériennes. Pendant une demi-heure tout est vain; mais enfin, au bout de ce temps, survient un petit hoquet, puis un soupir convulsif; des mucosités filantes sont rejetées par la bouche et enfin de forts vagissements annoncent que l'enfant est, comme la mère, rendu à la vie. » (*Archiv. génér. de médec.* 6ᵉ année, tome XVI, pages 468-469 : 1828).

M. Bourgeois rapproche son observation de celle de Rigaudeaux. Dans l'un et l'autre cas, une asphyxie congénitale avait fait juger morts les deux enfants et tous deux furent rappelés à la vie au bout de 2 à 5 heures de mort présumée.

« Il a vu une fois un enfant abandonné comme mort, « revenir de lui-même à la vie. Il fait remarquer qu'il « importe beaucoup de distinguer si la cause de la mort « apparente est une asphyxie congénitale ou une conges- « tion cérébrale, une apoplexie, parce que les secours de « l'art doivent être bien différents dans l'un et l'autre « cas. » (Loc. cité, page 469.)

M. Echasseriau, de Lyon, fit la version sur une femme qu'on croyait morte et qui était ensevelie depuis une heure ; il sauva ainsi la mère et l'enfant. (Letenneur, page 18.)

Je me suis attaché à donner toute l'extension possibles à ces observations, à cause du double intérêt que le rappel à la vie de la mère et de l'enfant a fourni dans ces cas.

Je trouve dans la *Revue médicale* du 31 août 1861, page 202, l'observation de M. Otterbourg, relative à une femme de 30 ans, d'une santé débile et épuisée par une hémorragie contre laquelle tous les moyens employés (ergotine, ratanhia, tamponnement) restèrent impuissants. « Elle « avait, dit l'auteur, expiré pendant qu'on venait me « chercher. Cette femme était à la dernière quinzaine de « sa grossesse ; l'enfant donnait tous les signes de vie et « remuait encore quelques heures auparavant. Je trouvai, « dit-il, la femme dans une situation telle que l'idée d'une

« mort apparente ne me vint pas à la pensée, pas plus
« qu'à mon confrère M. le docteur Frogé, qui avait été
« appelé avant moi. La femme avait la prunelle fixe, pas
« de pouls ; l'auscultation de la poitrine ne donnait que
« des signes négatifs ; il y avait de l'écume à la bouche.
« J'appliquai facilement le forceps et jugez, Messieurs,
« dit M. Otterbourg, de notre surprise, en voyant à la pre-
« mière traction, la femme commencer à mouvoir ses bras
« et ses jambes. Son visage se colora ; elle vomit, et me
« força, par ses mouvements incoërcibles, de retirer mon
« instrument. Cette femme revint complètement à elle et
« accoucha d'une fille qui est actuellement vivante et en
« bonne santé. »

Pour établir la nécessité de substituer l'accouchement
par les voies naturelles à l'opération césarienne *post
mortem*, M. Otterbourg cite deux autres observations,
dont l'une, relative à un cas de mort subite survenue
après un premier accès éclamptique, lui permit d'extraire,
au moyen du forceps, un enfant asphixié qui revint à la
vie, grâces aux soins qu'on lui prodigua, et dont l'autre présenta un cas de *résurrection* momentanée de la femme par
l'incision faite dans l'intention de lui pratiquer l'opération
césarienne, la mort n'étant qu'apparente. La femme
mourut et la justice, nous dit l'auteur, crut devoir examiner cet accident.

Tout en adoptant les sages précautions proposées par
M. Otterbourg, il est fâcheux pour l'humanité que sa proposition ne puisse trouver son application dans tous les
cas de mort pendant la grossesse. Il serait oiseux de chercher à prouver qu'il est malheureusement une infinité de
cas où l'orifice utérin reste trop obstinément fermé pour
permettre l'accouchement par les voies naturelles. Néan-

moins, la science et l'humanité doivent lui être reconnaissantes des efforts qu'il fait pour rappeler la nécessité de *s'assurer toujours* si l'on peut ou non terminer l'accouchement par ces voies.

Les cas dans lesquels la mort de la mère n'était qu'apparente prouvent qu'un principe latent de vie maternelle a suffi pour entretenir la vie du fœtus ; mais ceux où l'enfant a survécu après la mort réelle de la mère prouvent aussi d'une manière bien tranchée que la vie fœtale n'est pas nécessairement dépendante de la vie maternelle. Ils démontrent ainsi la nécessité des soins qu'il faut apporter dans la constatation des signes de la mort réelle de la mère et des précautions à prendre avant de pratiquer l'opération césarienne. Il serait prudent de faire précéder celle-ci par une incision inoffensive. Ils prouvent enfin l'importance qu'il y a de tenir le plus grand compte de la nature de l'accident ou de la maladie auxquels la mère *paraît* avoir succombé.

D'après les détails intéressants que nous offrent l'observation de MM. Bourgeois et Otterbourg, on comprend que l'hémorragie avant ou pendant le travail de l'accouchement, doit être l'accident qui donne lieu plus facilement à la mort apparente que ne peuvent le faire des maladies graves qui auront ruiné depuis longtemps la constitution de la mère. Quel est, en effet, l'accoucheur un peu expérimenté qui n'a cru à une mort imminente, par la suspension plus ou moins prolongée du pouls, dans ces terribles cas d'hémorragie par insertion anormale du placenta avant l'accouchement, et qui n'a assisté à des *résurrections* inattendues au moment où l'emploi des moyens les plus actifs paraissait devoir être sans succès ?

M. Bourgeois, rapprochant son observation de celle de

Rigaudeaux, ajoute que « dans les deux cas, une asphixie
« congénitale avait fait juger *morts* les deux enfants et
« que tous deux furent rappelés à la vie au bout de 2 à 5
« heures de mort présumée. »

Je veux que M. Depaul n'admette pas cette indépendance de la vie du fœtus d'avec celle de la mère dans les
deux cas précédents, puisque le principe de vie n'était pas
absolument éteint chez la mère ; mais il ne peut se refuser
à l'admettre, au moins à un certain degré, dans l'observation de M. Bourgeois, attendu que l'enfant a été abandonné comme mort *pendant plus d'une heure* après son
expulsion. Cette seule observation dont il ne peut recuser
l'authenticité, à cause des détails minutieux qu'elle renferme, devrait suffire pour le convaincre et lui prouver
qu'un enfant qui n'a pas encore respiré peut être rappelé à
la vie, non-seulement demi-heure mais même plus d'une
heure après toute communication maternelle. Que l'enfant
de l'observation de Rigaudeaux ait profité de cette influence occulte de la vie presque éteinte de la mère, je
l'accorde à M. Depaul et je crois lui faire une concession
bien grande ; mais il ne saurait revendiquer une pareil
bénéfice dans l'observation de M. Bourgeois, puisque
l'enfant est revenu à la vie plus de 2 heures après son
expulsion.

Je pourrais ajouter ici un fait qui m'est personnel, et
relatif à un cas pour lequel M. le docteur Monges me fit
appeler auprès d'une femme qui venait d'accoucher et qui
avait une rétention du placenta. Cette femme à peine déli-
vrée, je demandai à voir l'enfant. La sage-femme l'ayant
reçu mort, l'avait relégué dans un coin de la chambre, enve-
loppé dans des langes. Je trouvai cet enfant encore chaud ;
j'exerçai des frictions assez fortes ; j'appliquai des linges

très-chauds ; je fis à plusieurs reprises des insufflations. Quelles ne furent pas ma surprise et ma joie , lorsque sur le point de l'abandonner, après de longues tentatives que je croyais inutiles , je le vis pousser un profond soupir avec contraction des lèvres et revenir ainsi peu à peu à la vie !

Quoique je ne puisse pas assigner exactement le laps de temps qui s'est écoulé entre la naissance de cet enfant qu'on a cru mort et le moment où je l'ai rappelé à la vie , attendu que ce fait date de 1829 , le découragement que j'éprouvais par le peu de résultat que j'attendais, prouve assez que j'avais employé plus d'une demi-heure à prodiguer mes soins à cet enfant. Il corrobore par conséquent tout ce que je viens de dire relativement au fait de M. Bourgeois.

Dans les cas où la mère est véritablement morte et dans lesquels l'honorable académicien accorde avec quelque peine que l'enfant puisse être extrait vivant demi-heure après le décès de la mère et n'autorise, que par excessive concession, l'opération césarienne *une heure* après la mort, il faut bien qu'il admette une indépendance assez grande dans la vie fœtale pour que cette vie puisse se continuer demi-heure, une heure même après la suspension totale de toute influence de la mère quand celle-ci est réellement morte. Si, comme l'affirme M. Depaul, cette indépendance qu'il veut bien admettre au point de vue de l'anatomie de l'appareil circulatoire, ne subsiste pas, d'après lui , dans la fonction, je le prierai de m'expliquer comment la fonction circulatoire d'un enfant expulsé depuis une heure du sein de sa mère et rappelé à la vie après ce laps de temps, peut néanmoins se trouver encore sous une certaine influence maternelle ? Cet enfant avait donc évidemment en

2

lui un principe de vie indépendant de celui de la mère. La preuve donnée par M. Bourgeois me paraît plus péremptoire contre l'opinion émise par M. Depaul que celle que donne un enfant, trouvé vivant dans le sein d'une femme morte, parce que, la mort de la mère a pu ne pas être réelle au moment même où on a cru pouvoir la constater et ne le devenir que quelques instants avant l'opération césarienne, précaution oratoire dont s'est servi très-habilement notre honorable confrère pour rejeter l'observation relative à Saint-Raymond Nonnat.

J'ajouterai en outre qu'un enfant qui est resté plus d'une heure dans le sein de sa mère morte y conserve une chaleur favorable au maintien de sa vie latente, tandis qu'il est privé de cet avantage précieux quand il est rappelé à la vie demi-heure, une heure après sa naissance. Je comprends maintenant la raison pour laquelle notre honorable académicien avait besoin de rejeter impitoyablement tous les cas de survie de l'enfant après une époque plus ou moins éloignée de la mort de la mère. Il est donc de la dernière importance de bien établir la réalité des cas où l'enfant a été trouvé vivant plus de demi-heure et même plus d'une heure après le décès de la mère.

Malgré l'espèce d'ostracisme lancé contre les observations de Caugiamila, de Rioland et contre toutes celles dont M. Depaul n'a pas été témoin, je ne puis me résoudre à penser qu'un homme, quelque éminent qu'il soit dans la science, quelque étendue qu'ait été sa pratique, doive avoir été témoin de tous les faits extraordinaires qu'elle peut offrir et ait assez d'autorité pour réduire à néant tous les faits signalés par des hommes d'une valeur et d'une probité scientifiques incontestées. S'il devait en être ainsi, il suffirait d'un homme supérieur pour qu'à chaque génération tout le passé historique d'une science fût condamné à être reconstitué à nouveau.

Sans faire à M. Depaul le reproche de lui supposer une pareille prétention, il faut pourtant convenir que le procédé qu'il a employé à l'égard de Caugiamila et de M. Devilliers lui-même, conduirait à la suppression radicale de tous les faits embarrassants pour la thèse qu'on voudrait soutenir. Pour ma part, il m'est difficile de penser que M. Devilliers ait attaché si peu de valeur aux documents qu'il a rapportés dans sa thèse de 1838 et n'ait pas voulu en faire une œuvre sérieuse.

Quant à moi, sans accepter tous les faits rapportés par Caugiamila, dans quelques-uns desquels il s'est évidemment glissé de graves erreurs, je ne me sens pas le courage de donner un démenti à l'approbation favorable que l'Académie Royale de Chirurgie avait accordée à l'embryologie sacrée de l'auteur. Je crois qu'en élaguant de son ouvrage les exagérations qu'il renferme, on doit au moins tenir compte des faits analogues qui se sont reproduits après lui et que des contemporains dignes de foi ont constatés de nos jours (1). Ainsi je ne répugne pas plus à admettre le fait qui se rapporte à Saint-Raymond Nonnat que celui de la princesse de Schwarzemberg, morte enceinte à la suite des brûlures dont elle fut victime au bal donné en 1810 par son beau-frère l'ambassadeur d'Autriche à l'occasion du mariage de Marie-Louise. Ce qui est incontestable dans le premier cas, c'est qu'un parent de la mère de Saint-Raymond, connaissant la volonté formelle qu'avait expri-

(1) J'ai cru indispensable de renvoyer à la fin de mon opuscule, sous forme d'appendice, les développements qui m'ont paru nécessaires pour la thèse que je traite, en analysant les chapitres de l'embryologie sacrée qui ont trait à notre sujet.

mée la mère, pendant la maladie à laquelle elle succomba,
de prendre soin de son enfant ; ce parent, sur le refus que
fit le médecin de faire l'opération, prit sur lui de la pratiquer lui-même par respect pour la volonté de la défunte.
Il fut assez heureux pour retirer vivant un enfant que le
médecin avait cru mort. Le second cas rapporté par Gar-
dieu offre des garanties suffisantes d'authenticité pour ne
pas le révoquer en doute. Maintenant si l'on veut s'attacher
à prouver l'impossibilité que Saint-Raimond Nonnat ait
pu être trouvé vivant trois jours après la mort de la mère ;
je ne discuterai pas sur ce point ; il est deux circonstances
incontestables dans ce fait ; c'est que l'enfant a été extrait
du sein de sa mère morte et que cet enfant est parvenu
à l'âge de 37 ans. S'il n'a pas été retiré le troisième jour
après la mort de sa mère, il l'a toujours été plus d'une
heure après son décès. Ce qu'il y a de plus fâcheux,
c'est que l'intervention d'un étranger dans cette opération a démontré l'erreur du médecin, erreur qui, d'ailleurs, n'a pas été la seule et qui s'est répétée de nos
jours, erreur regrettable, mais possible et qui doit mettre
puissamment en considération le législateur dans des cas
aussi graves. Il y aurait à mon avis une manière bien
simple de ne plus exposer le médecin à être convaincu
d'erreur sur ce point, ce serait de rendre obligatoire
l'opération césarienne sur toute femme enceinte, dès
qu'il n'y aurait plus de doute sur sa mort réelle. Il y aurait
un triple avantage en agissant ainsi : 1° L'homme de
l'art seul interviendrait dans une pareille opération et
le prêtre, obligé par ses fonctions sacrées de procurer le
baptême à un enfant, ne serait pas forcé de recourir à
un étranger sur le refus du médecin ; 2° On ne pourrait
plus convaincre le médecin d'erreur dans les cas où l'on

trouverait vivant un enfant qu'il aurait pu déclarer mort ;
3° Enfin, dans ce dernier cas ; le médecin, obligé par la
loi à pratiquer toujours l'opération, serait amplement
récompensé de ses doutes sur la vie de l'enfant, si dans
quelques circonstances même rares, il lui était donné
de sauver un enfant, dût-il ne lui procurer que quelques
instants de vie.

A l'appui de ce que je viens d'avancer, je citerai un
fait rapporté dans la 4me édition de l'*Essai sur la Théologie morale considérée dans ses rapports avec la physiologie et la médecine*, par le docteur Debreyne. Ce respectable confrère raconte qu'un ecclésiastique apprenant
qu'une femme venait de succomber à la fin de sa grossesse
ne trouve qu'à grand'peine un médecin qui consentit à
faire l'operation césarienne que d'autres médecins avaient
déclarée inutile, parce que, disaient-ils, *l'enfant était
mort*. L'opération fut faite 24 *heures après* le décès.
L'enfant *vécut quelques heures.*

M. Letenneur, cite un fait qui s'est passé le 10 mars
1850, à 2 heures du soir, au Grand-Lieu, marais et com-
mune de Soullens (Vendée). Ce fait est relatif à la nommée
Rosalie Besseau, femme Gautier, qui se noya à la suite
d'une accès d'épilepsie. Il s'écoula au moins *deux heures*
depuis le moment où le cadavre fut retiré de l'eau jusqu'à
celui où l'autopsie fut faite par M. Derouet-Maisonneuve,
élève de l'école de Nantes, sur les instances pressantes du
curé. L'enfant a vécu quelques minutes (Letenneur, De
l'opération césarienne, pages 24-26.)

Un autre fait que personne ne pourra révoquer en doute, dit avec raison M. Letenneur, puisqu'il s'agit d'une
autopsie juridique et qui a eu pour témoins des personnes
dont on ne peut récuser la véracité, prouve encore une

fois de plus que l'enfant peut etre trouvé vivant longtemps après la mort de la mère. « Dernièrement, dit M.
« Trébuchet (*Jurisprudence médicale*, 1833), un mari tua
« sa femme enceinte de plus de 8 mois. Le lendemain, les
« magistrats firent procéder à l'ouverture du cadavre ;
« l'enfant donna, au moment de son extraction quelques
« signes de vie ; mais le temps qui s'était écoulé entre la
« mort de la mère et l'ouverture du cadavre (24 heures au
« moins), avait laissé l'enfant s'affaiblir, au point qu'il
« fut impossible de le conserver à l'existence. »

« Ces exemples de survie, dit le Père Debreyne, sont
rares ; mais ils seraient mille fois plus rares encore et
n'y en eût-il même jamais eu qu'un seul cas, cela
dévrait suffire, aux yeux des médecins chrétiens, pour admettre et consacrer le principe d'ouvrir toutes les femmes
enceintes, quel que soit le temps écoulé depuis leur décès. »

A ces documents nous ajoutons les suivants :

« Je reçus, dit M. de Kergaradec, du docteur Frogé, de
St-Brieuc, par la voie du *Publicateur des Côtes-du-Nord*,
n° du 21 février 1836, une lettre d'adhésion aux doctrines
que je défendais en ce moment. Après m'avoir raconté
l'exemple d'un cas heureux d'hystérotomie *post mortem*
tiré de sa pratique, mon confrère continuait ainsi : « Ce
« fut à peu près à cette époque que je reçus de M. Conor
« de Chatelauden la communication d'autres faits qui
« vinrent confirmer l'opinion que j'avais déjà touchant la
« survie de l'enfant, beaucoup plus fréquente qu'on ne le
« pense. Le 14 octobre 1844, disait M. Conor, je pratiquai
« l'opération césarienne sur une jeune femme morte en-
« ceinte de six mois. Quoiqu'il se fût écoulé 4 *heures* 1/2
« *au moins*, depuis le moment du décès, je fus néanmoins

« assez heureux pour mettre au monde deux petites filles
« qui vécurent 1/2 *heure* à 3/4 *d'heure.* Antérieurement
« au fait qui précède, ajoutait le docteur Conor, j'ai prati-
« qué deux fois cette opération, l'une *deux heures* 1/2,
« l'autre une demi-heure au moins après la mort. Dans
« ces deux cas, comme dans le premier, je trouvai les en-
« fants encore vivants ; l'un d'eux vécut une demi-
« heure. »

Quoique M. Depaul fasse peu de cas des observations
de M. Devilliers, nous rapporterons avec M. de Kergaradec la communication de M. le docteur Juglar, sous le n°
70. Ce cas est relatif à une opération césarienne pratiquée
par ce dernier *deux heures* après la mort de la mère et qui
eut pour résultat la naissance d'un enfant qui a vécu.

On ne saurait donner trop de publicité au fait rapporté
par M. de Kergaradec à la note des pages 56-57 de sa
brochure et qui lui a été communiqué par M. le docteur
Cosson, de Quentin (Côtes-du-Nord). La lettre que M.
Cosson lui écrit à ce sujet, en date du 1er mai 1861, mérite
d'être transcrite en entier, autant à cause des intéressants
détails qu'elle renferme que pour convaincre M. Depaul
qu'on peut trouver un enfant vivant non pas seulement
une *demi-heure* qui est la limite qu'il adopte, non pas seulement *une heure*, limite qu'il n'admet pas, mais qu'il ac-
cepte par un excès de concession, mais bien *trois heures*
après le décès. Voici cette lettre :

Quentin, 1er mai 1861.

« Je n'avais pas lu votre réponse au discours de M.
« Depaul, lorsque moi-même j'observai un cas à l'appui
« de vos opinions. Le 20 avril, vers 8 heures du matin,

« l'on vint me chercher en toute hâte pour une femme
« morte d'hémorragie pulmonaire à 6 heures du matin.
« Cette femme était très-avancée dans sa grossesse. Encore
« sous l'impression des conclusions finales de M. Depaul,
« *j'hésitai un moment* à me rendre à cette invitation. Je me
« mis en route cependant et j'arrivai vers *neuf heures* (*trois
« heures après le décès*), près du cadavre encore chaud de
« la femme enceinte. Mon premier soin fût d'appliquer le
« sthétoscospe sur l'abdomen de la mère ; et quelle ne fut
« pas ma surprise d'entendre *distinctement les battements
« du cœur de l'enfant* !

« Je fis aussitôt transporter le cadavre sur une table en
« face de la croisée, et après avoir *bien constaté la mort*
» *réelle* de la mère et pris toutes mes mesures, je me dépê-
« chais de pratiquer l'hystérotomie. Je dégageai un enfant
« parfaitement vivant dont les mouvements du cœur et de
« la poitrine persistèrent encore une demi-heure après
« l'extraction, en présence d'un *grand nombre de témoins*,
« laissant à tous la faculté d'entendre à l'aide de mon
« sthétoscope les bruits du cœur. L'enfant qui offrait les
« signes d'un fœtus d'environ 8 mois n'avait plus que
« quelques faibles inspirations longuement espacées. Mal-
« gré tous les soins on ne parvint pas à le ranimer. Mais
« j'avais pu le baptiser visiblement vivant et acquérir la
« preuve qu'au bout de 3 *heures,* un fœtus de 8 mois n'a
« pas cessé de vivre dans le sein de sa mère morte subi-
« tement. »

Nous ne pouvons pas laisser échapper une semblable
occasion sans faire quelques réflexions à ce sujet. D'abord
M. Depaul doit être satisfait des détails dans lesquels l'auteur est entré : nature de la maladie à laquelle la femme

a succombé ; époque de la grossesse ; date précise de l'heure, du jour et de l'année à laquelle la mort a eu lieu :
heure à laquelle l'auteur a été mandé ; moment auquel il
a fait l'opération et laps de temps (3 heures) qui s'est écoulé
entre le moment de la mort et celui de l'extraction de l'enfant ; rien n'y manque, pas même la survie de l'enfant
que M. Depaul déclare impossible, une heure après la
mort de la mère. Il y a dans cette observation quelque
chose de plus grave et qui, j'en sûr, doit profondément
émouvoir la conscience délicate de M. Depaul ; c'est l'hé-
sitation que M. Cosson a éprouvée sous l'influence fâ-
cheuse que l'opinion du savant académicien avait un moment exercée sur l'esprit de cet honorable confrère. Hommage lui soit rendu pour avoir écouté de préférence la
voix du devoir qui est toujours plus sûre que la parole
hasardée du maître. En écoutant la première, il a amplement recueilli la récompense de son action. Il aurait conservé un éternel regret s'il eût accepté la décision isolée
du maître. Il ne reste donc plus à M. Depaul qu'à renoncer à la dangereuse conclusion qu'il a tirée de ses raisonnements théoriques ou à démontrer d'une manière incontestable que M. Cosson n'a commis qu'une erreur dans le
fait qu'il rapporte avec tant de détails et sur lequel il sera
facile à M. Depaul de recueillir les témoignages dont il
pourra avoir besoin. Le fait est de date assez récente et s'est
passé dans une localité assez voisine de Paris pour qu'il puisse
le vérifier lui-même. La haute position qu'il occupe dans la
science lui en impose l'obligation. Elle aurait dû lui inter-
dire le silence qu'il a gardé sur un fait qu'il ne peut pas
ignorer.

Je ne crois pas pouvoir mieux faire, malgré le dédain
qu'on affecte aujourd'hui, pour les anciens, que de m'ap-

puyer, avec M. Letenneur, sur les témoignages de praticiens aussi distingués que Heister et Morgagni, dont
les talents et la probité scientifiques peuvent bien sup-
porter le parallèle avec les hommes les plus éminents
de notre époque.

Heister, dans ses institutions de chirurgie, après avoir
démontré, par le raisonnement et de nombreux exemples,
l'utilité de l'opération, s'indigne contre ceux qui ne la font
pas. « *Gravidas defunctas omnes aperire convenit.* » Telle
est la règle qu'il pose.

Morgagni, dont la science ne fut surpassée, dit M. Letenneur, que par sa piété et son ardente charité, s'affli-
geait du nombre des enfants qui étaient sacrifiés parce
qu'on négligeait trop souvent de faire la section abdominale. Il s'écrie à ce sujet dans sa lettre 48e : « *Utinàm plu-*
« *res vivi ipsi* (fœtus) *unâ cum matre mortuâ non humarentur,*
« *aut satis tempore ex ejus cadavere eruerentur.* » (Letenn.
page 13).

Ce fut à l'influence qu'exerçait Morgagni sur Benoît
XIV dont il était l'ami, qu'une décision de ce pape établit
l'obligation de ne jamais négliger l'opération césarienne.
Ce fut aussi à l'influence de ce grand anatomiste que le
Roi de Naples publia en 1749 une pragmatique per-
pétuelle dont les termes rappellent à la mémoire les
paroles de Tertullien : « *Homicidi festinatio est prohibere
nasci.* »

Tel est le principe que nous adoptons, tout en repous-
sant les exagérations dans lesquelles on est tombé à cette
époque et qui ne sauraient se renouveler à la nôtre. Mais
il est déplorable que nous soyions tombés dans l'excès
contraire et qu'appuyés sur le silence de nos lois, les médecins se laissent dominer par une apathie coupable au

point de laisser mourir un certain nombre d'enfants qu'ils pourraient sauver.

Nous réservant de parler plus bas des cas où l'opération pratiquée de bonne heure fournit des chances plus favorables à la vie de l'enfant, nous croyons avoir cité un nombre de faits suffisants, pour donner la preuve de l'indépendance qui doit nécessairement exister entre la vie de la mère et celle de l'enfant, pour expliquer la survie du fœtus, non-seulement dans le cas de maladies graves auxquelles la mère a succombé, mais surtout dans les cas où l'enfant a été trouvé vivant longtemps après la mort de la mère.

Indépendance de la circulation fœtale.

M. Depaul veut bien accorder une certaine indépendance au point de vue de l'anatomie de l'appareil circulatoire ; mais il a soin d'ajouter : « le physiologiste ne saurait admettre que la même indépendance subsiste dans « la fonction. » (Séance du 9 avril 1861). C'est, selon moi, une concession plus que suffisante que d'admettre cette indépendance au point de vue anatomique. Pour ma part, je crois que la trame anatomique est faite exclusivement pour la fonction ; je crois que cette trame est d'autant mieux organisée que le fœtus arrive plus près du terme de son évolution et que plus la partie anatomique de l'appareil vasculaire est avancée dans son organisation, plus distincte se trouve l'indépendance de la vie fœtale.

L'observation attentive des phénomènes de la génération dans les divers degrés de l'échelle animale ajoute à
ces preuves. Plus on descend les degrés de cette échelle,
plus on constate l'indépendance du produit de la génération. Absolue chez les poissons dont les nouveaux produits
n'ont besoin d'aucuns secours maternels pour leur développement, cette indépendance ne requiert de la part des
ovipares d'autres secours que celui de l'incubation. Chez
les mammifères, malgré les liens intimes qui unissent le
nouvel être à sa mère, l'indépendance de la vie fœtale ne
laisse pas que de présenter des caractères assez tranchés,
non-seulement dans la différence du rythme circulatoire,
mais surtout dans les modifications progressives que subit
principalement l'appareil de la circulation pendant les diverses phases de la grossesse.

Ainsi ces caractères d'indépendance progressive se des-
sinent dans l'appareil circulatoire utéro-placeutaire ou
extrà-fœtal. Dans le premier (utéro-placeutaire) ils sont incontestables. La dépendance de la vie de l'œuf humain est
d'autant plus soumise à l'influence maternelle que la grossesse est moins avancée. A cette époque et surtout après
que le rôle de la vésicule ombilicale a été épuisé, la circulation fœtale étant à peine ébauchée, il est nécessaire que
l'œuf vive au moyen d'un appareil vasculaire spécial, un
appareil d'imbibition ou d'endosmose, qui paraît être dé-
volu aux sinus utérins et aux sinus placentaires. Mais plus
tard et au fur et à mesure que l'appareil circulatoire intrà-
fœtal subit ses diverses métamorphoses, l'appareil extrà-
fœtal perd de son importance, et les changements de la
circulation fœtale rendent le nouvel être de plus en plus
indépendant de l'influence maternelle.

Ces preuves sont faciles à vérifier et à établir. M. De-

paul sait très-bien que, dans les premiere mois de la grossesse, la circulation fœtale se fait en 8 de chiffre, parce
qu'à cette époque, le trou de Botal est si grand que la totalité du sang de la veine cave inférieure le traverse, pour
pénétrer dans l'oreillette gauche et le ventricule gauche
et aller ainsi porter la totalité des éléments nutritifs qu'elle
contient, à la tête et aux membres supérieurs, sans qu'aucune portion de ce sang s'arrête dans l'oreillette droite. Il
sait très bien aussi que, dans les dernier mois et insensi-
blement, ce caractère de 8 de chiffre si bien décrit par Sabatier, se perd à cause du rétrécissement graduel qu'é-
prouve le trou de Botal, rétrécissement qui force une partie
du sang de la veine cave inférieure qui ne peut plus passer en entier dans l'oreillette gauche, à se mêler avec le
sang de la veine cave supérieure. Ce rétrécissement pro-
gressif du trou de Botal, ayant lieu conjointement avec
celui du canal veineux et du canal artériel, ne tend à rien
moins qu'à rendre de plus en plus la vie du fœtus indépendante de celle de la mère et à préparer ainsi insensi-
blement le premier à ne plus vivre que de la vie extrà-
utérine. Ce sont en effet ces changements qui s'opèrent
dans ce trépied fœtal : canal veineux, trou de Botal et canal artériel, qui portent , au moyen du canal veineux, les
modifications les plus importantes dans l'organe hépati-
que ; au moyen du trou de Botal, une distribution de plus
en plus égale des éléments nutritifs dans le cœur droit et
le cœur gauche et qui, par le retrécissement graduel du
canal artériel, obligent l'artère pulmonaire et ses divisions
à diriger vers les poumons tout le sang que ce canal ne
peut plus recevoir. C'est ainsi que les artères pulmonaires, distendues par le sang, obligent les ramifications
bronchiques dont elles sont satellites à se déplisser et à se

préparer peu à peu à remplir la fonction respiratoire qui, une fois mise en jeu, rendra la vie fœtale tout à fait indépendante.

Il est donc logique de penser que plus le fœtus approche du terme de son évolution, plus sa vie intrà-utérine se rend indépendante de celle de sa mère. La faculté qu'a le fœtus parvenu au 7e ou au 8e mois de vivre par lui-même ajoute encore à cette preuve.

Il est évident qu'il faut tenir un grand compte de la maladie ou de l'accident auxquels la mère a succombé. En examinant ce point important avec ce calme et cette gravité que réclament les recherches scientifiques, on sera étonné des variations, des contradictions même que cet examen nous présentera. En effet, parmi les nombreuses causes d'avortement et de mort d'enfants parvenus à 7 ou 8 mois de grossesse, dont on a pu apprécier la nature, combien y en a-t-il que nous ignorons? Combien de femmes qui jouissent d'une santé plus que délicate, des phtisiques, par exemple, qui accouchent d'enfants vivants et bien portants? Dans toutes les épidémies de choléra que j'ai traversées, je n'ai pu trouver un seul enfant vivant, malgré un nombre assez considérable d'opérations césariennes que j'ai faites peu de temps après la mort de la mère.

Cependant le 19 août 1835, au plus fort de l'épidémie, je suis mandé rue Belsunce 23 auprès de Mme Gateau, née Laval, atteinte par le fléau asiatique. Elle est cyanosée ; sa peau reste plissée sous la pression des doigts ; froid algide ; diarrhée blanche ; voix éteinte, crampes, vomissements.

Elle est enceinte de 5 mois. J'exerce le toucher vaginal. La matrice plonge dans le petit bassin. L'orifice est fermé.

Je porte un pronostic fâcheux. Le lendemain, je trouve un peu de rémission dans les symptômes. Cette dame va de mieux en mieux contre toutes mes prévisions. La grossesse est conservée ; mais la malade n'a pu quitter son lit qu'un mois après, tant elle avait été affaiblie par la maladie. Enfin elle accoucha le 19 décembre suivant d'une fille *vivante* qui, âgée aujourd'hui de 26 ans, jouit de la plus brillante santé. Devenue enceinte dix mois après son accouchement, cette dame a fait un avortement au 5ᵉ mois de sa nouvelle grossesse. Elle est accouchée depuis successivement de deux autres enfants bien portants et parvenus au terme complet de leur évolution.

Si cette dame avait succombé au choléra qui régnait alors avec une intensité effrayante, n'ayant jusqu'alors obtenu aucun enfant vivant à la suite des hystérotomies que j'avais déjà pratiquées dans de semblables circonstances, j'eusse été non-seulement bien pardonnable, mais même très logique aux yeux de M. Depaul, de me dispenser d'une pareille opération dans le cas que je viens de rapporter, appuyé que j'étais sur l'universalité des insuccès que j'ai toujours eus dans les épidémies de choléra. J'ai vu bien des femmes enceintes guérir du choléra, mais toutes, excepté celle dont je viens de présenter l'observation, ont avorté ou fait des enfants morts. Que conclure de ce fait peut-être exceptionnel ? c'est que si les avortons ne résistent pas à l'action délétère du choléra de la mère, il peut arriver qu'un fœtus ait assez d'énergie vitale, pour résister à cette action morbide et que d'ailleurs il n'est pas donné au médecin le plus instruit de mesurer le degré de résistance vitale de tel ou tel fœtus. Il est donc plus sage de faire l'opération avec les précautions voulues. Le mé-

decin ne s'expose pas ainsi à laisser ensevelir vivant,
enfant qu'il aurait pu sauver ; il ne s'expose pas surtou
recevoir un démenti formel dans le faux diagnostic q
aurait porté sur la mort de l'enfant, lorsqu'une perso
étrangère à l'art, mue par un sentiment chrétien, se
voue à faire l'opération, rencontre un enfant vivant
rend ainsi publique l'ignorance du médecin

Pour chercher à renverser complètement l'opinion
vorable à l'indépendance de la vie du fœtus d'avec la
de la mère, M. Depaul nous dit à la page 30 de sa b
chure : « De ce que le cœur de l'enfant a un rhythme
« lui est propre et qui n'est nullement subordonné à ce
« de la mère, on ne peut en inférer que les troubles de c
« culation qui peuvent survenir chez cette dernière soi
« sans influence sur la vie fœtale. » Pour nous, le rhyth
plus fréquent de la circulation fœtale est une des preu
qui militent le plus en faveur de l'indépendance de la
fœtale. Néanmoins nous sommes loin de nier que les tr
bles de la circulation maternelle soient sans influence
le fœtus. L'expérience de tous les jours le démontrent s
fisamment, mais les fréquentes exceptions à cette rè
sont aussi plus que suffisantes pour nous raffermir d
notre opinion.

M. Depaul qui semblait accorder cette indépenda
sous le rapport anatomique tend cependant à s'appuyer
l'anatomie pour la détruire. Il nous dit, toujours à la p
30 : « La veine ombilicale, dont les racines ne sortent
« du placenta, transmet à l'enfant du sang qui possède
« qualités nécessaires au maintien de sa vie et à son dé
« loppement. Les artères ombilicales, de leur côté, cond
« sent dans cet organe du sang qui a déjà servi à la
« trition. Que si, par des injections habilement dirigé

« on cherche à reconnaître si ces deux ordres de vaisseaux
« s'abouchent directement, on *constate qu'il n'en est rien* ;
« la matière injectée, quelque pénetrante qu'elle soit, ne
« passe jamais des uns dans les autres. Ainsi la circulation
« fœtale proprement dite ne dépasse pas de ce côté les li-
« mites du placenta. »

Je n'invoquerai pas l'opinion de Cangiamila, reproduite
par l'abbé Dinouart, opinion tout à fait opposée à celle de
notre honorable confrère de l'Académie. Elle lui paraîtrait
trop ancienne et il ne la croirait pas assez au niveau de la
science. Je dois pourtant citer ses expressions : « Du pla-
« centa sortent différentes veines semblables à celles des
« poulmons. Ces petites veines reçoivent le sang apporté
« par les petites artères (ombilicales) et se réunissant à la
« veine umbilicale, elles y déposent le sang.. » (page 108).
Mais il me permettra d'opposer à son sentiment celui de
son collègue M. Jacquemier qui, dans l'édition de 1846,
tome 1er, page 271, s'exprime ainsi : « Quoique les injec-
« tions *passent facilement* des artères dans les veines (ombi-
« licales), la communication de ces deux ordres de vaisseaux
« *n'est pas facile* à voir, même à l'aide de la loupe ; et à la
page 272 : « Les injections poussées par les artères du
« cordon reviennent *facilement* dans la veine et le liquide
« ne s'échappe de la surface utérine (du placenta) que sous
« une pression très-forte ou accidentellement; aussi n'y
« a-t-il aucune communication ouverte de ce côté. »

Maintenant M. Depaul sera-t-il bien étonné que je me
range à l'opinion de Cangiamila, professée un siècle plus
tard par MM. Jacquemier, Bonamy et autres. Quant à
l'appui de ces opinions imposantes, je vois des faits physiologiques, tels que la vie du fœtus renfermé dans les membranes se prolongeant en dehors du sein maternel, donner

une consécration formelle à la communication anastomo-
tique entre les deux ordres de vaisseaux ombilicaux, il
me sera bien permis de croire que M. Depaul n'a nié la
disposition anatomique des vaisseaux ombilicaux dans le
placenta que pour le besoin de la cause qu'il veut soutenir
et que, de concert avec les auteurs ci-dessus, je crois
erronée.

Je n'ai rien à objecter quant aux idées qu'il émet sur la
circulation utéro-placentaire. Je me permettrai de dire à
ce sujet que ce défaut d'anastomose qu'on a constaté
entre les artères et les veines utéro-placentaires, se termi-
nant en cul de sac, donnent, par cette disposition, plus de
temps à l'oxigène contenu dans ces artères, pour influencer
convenablement le sang des vaisseaux ombilicaux, qui en
a besoin pour sa vivification.

Quelles que soient les raisons que donne M. Depaul en
faveur de la dépendance physiologique qui lie l'enfant à
la mère, je ne pourrai jamais comprendre que le Créateur
ait voulu que cette dépendance physiologique fût plus
grande que ne le démontre la trame anatomique. D'ailleurs, nous croyons avoir suffisamment prouvé que les
faits physiologiques de survie, hors du sein maternel, du
fœtus renfermé dans les membranes, de survie du fœtus
dans le sein de sa mère morte, reçoivent une explication
bien plus naturelle et plus complète au moyen de la disposition anatomique si bien développée par M. Jacquemier,
disposition déjà admise par Cangiamila et que nous adoptons comme la seule vraie, parce qu'elle réunit l'assentiment de savants anciens et modernes.

Tout ce que dit M. Depaul relativement au transport
rapide, de la mère à l'enfant, de la matière colorante, du
mercure, du virus syphilitique, etc., est plutôt le fait de

l'absorption, de l'endosmose, que celui de l'appareil circulatoire.

La question capitale est de savoir si l'enfant doit nécessairement mourir, dès l'instant que, par le fait de la mort de la mère, sa circulation propre ne peut plus recevoir d'elle les éléments vivificateurs qu'elle lui transmettait, soit par la voie des artères utéro-placentaires, soit par la voie de l'endosmose ou de l'absorption.

Eh bien, M. Depaul accorde demi-heure de survie au fœtus et, par grande concession, une heure. Si ces liens physiologiques entre la mère et l'enfant sont si intimes que le pense notre honorable confrère, aucun fœtus ne devrait survivre à la mère. Aussi bien que moi, M. Depaul n'ignore pas qu'il meurt bien plus d'enfants avant les mères qui succombent à une maladie grave et qu'il en meurt beaucoup aussi dans certaines grossesses qui n'altèrent pas sensiblement la santé de la mère. C'est donc ici le cas de tenir un grand compte des causes diverses qui déterminent la mort de l'enfant ; causes nombreuses dont les unes nuisent au produit, sans nuire à la mère, et dont les autres ne sont funestes au premier qu'après avoir compromis plus ou moins gravement la vie de la dernière. Pourquoi ne pas admettre des causes dont l'action délétère n'agit d'une manière funeste que sur la mère, sans compromettre gravement le produit de la conception? Les faits, sur ce point, doivent parler plus haut que les raisonnements en apparence les plus logiques. Or, il n'est pas plus facile de détruire des faits transmis par l'antiquité, que ceux d'une époque plus récente. On est, au contraire, tenu, pour avoir raison, de prouver qu'ils n'ont pas existé et leur rareté, comme l'absence des détails qu'on aurait le droit d'exiger, loin d'être un motif pour les rejeter, doivent au contraire stimuler les savants à en donner une explication satisfaisante.

Si l'on ne peut pas douter que, sous certains rapports, *il y a réciprocité du fœtus à la mère*, il est un plus grand nombre de cas qui prouvent que la mort du fœtus n'a aucune influence sur la santé de la mère, pas plus que la mort d'un jumeau n'influe sur l'existence et la santé de l'autre. Et cependant il faut convenir que la différence d'influence de la mère sur l'enfant, de l'enfant sur la mère, d'un jumeau sur l'autre, est parfaitement corrélative aux dispositions anatomiques qui existent entre eux. Ainsi la mort de la mère produira plus souvent la mort de l'enfant que celle de ce dernier ne donnera lieu à la mort de la mère, parce que, outre l'oxigène fourni par la mère à la veine ombilicale, la mère fournit de plus des liquides dont l'altération peut plus facilement affecter le fœtus par voie d'absorption ou d'endosmose, tandis que le fœtus, ayant une circulation propre et indépendante, ne fournit rien à la mère. Cette indépendance est encore plus grande entre jumeaux, puisque ce n'est que par exception que l'on voit quelquefois les artères ombilicales de l'un s'anastomoser avec celles de l'autre. Dans ce dernier cas seulement, l'hémorragie ombilicale du bout placentaire du premier peut entraîner la mort par anémie du second. Il y a plus, un des jumeaux peut mourir à côté de son frère, à toutes les époques de la grossesse, sans que celui-ci en reçoive la moindre atteinte pour sa santé.

« Pour que ce mécanisme admirable et à rouages si
« fragiles, nous dit M. Depaul (page 31) s'accomplisse
« selon le vœu de la nature, il faut que le *sang des sinus*,
« qui appartient surtout à *la mère*, ne laisse rien à désirer
« ni sous le rapport de la qualité ni sous celui de la quan-

« tité. Toute variation un peu notable , à ce double point
« de vue , crée fatalement , après un temps *fort court* , *en*
« *général*, les dangers les plus sérieux pour l'enfant. »
M. Depaul a eu raison d'ajouter le mot : *en général*, après
avoir dit que toute variation dans la qualité comme dans
la quantité du sang des sinus créait *fatalement*, dans *un*
temps fort court, de grands dangers pour l'enfant. Le mot :
en général suppose que ces dangers peuvent quelquefois
aussi n'arriver qu'après un temps assez long. Ainsi M.
Depaul accordera facilement que ces dangers se manifes-
teront à un moment d'autant plus éloigné de la mort de la
mère que le sang de celle-ci aura subi moins d'altération
dans sa qualité , comme par exemple dans les anévrismes
et autres affections ou accidents tels que coups, rupture
utérine , meurtre , etc. , qui amènent une mort prompte. Il
pourra d'autant moins s'y refuser que des faits authentiques prouvent que l'enfant peut encore survivre à la mère,
longtemps après que celle-ci a été affectée d'une maladie
qui a porté une altération inévitable dans son sang.
Affection typhoïde. — Voyez ci-après les observations
de MM. de Garam, pages 62 et 63, et Laforgue, page 67.)
— Phtisie (observations de MM. Villeneuve, pages 61 et
62, et Huguier, pages 63 et 64.) — Choléra (observations
ci-dessus de M. Villeneuve , pages 30 et 31.)

M. Depaul objectera avec raison que ces enfants n'ont
été trouvés vivants que parce qu'on s'est hâté d'opérer la
mère , peu de temps après sa mort. Mais pourquoi, répon-
drons-nous, ces enfants ne sont-ils pas morts avant la mère,
comme cela arrive le plus souvent ? L'enfant trouvé
putréfié, par M. Stoltz, dans le sein de sa mère morte à la
suite d'une affection typhoïde, est un de ces faits qui fait
partie du plus grand nombre. L'enfant , quand il survit

dans de pareils cas, possède donc en lui une résistance vitale qui le rend indépendant de l'influence maternelle jusqu'à de certaines limites que la science est impuissante à préciser d'une manière rigoureuse. La preuve de ce que j'avance est confirmée par mon observation du cas de choléra qui a non-seulement laissé vivre l'enfant au cinquième mois de la grossesse, mais lui a permis de continuer à vivre et de naître à terme en parfaite santé, trois mois après la guérison de sa mère. Ce n'est donc pas parce que l'enfant à été promptement soustraite à l'influence de la maladie de la mère qu'elle (la petite fille) a été sauvée, mais bien parce qu'elle avait une vie propre et tellement indépendante de celle de sa mère, qu'elle a pu résister à une influence morbide qui tuait tous les enfants des femmes enceintes.

Qu'on dise tant qu'on voudra que c'est là une exception. Qu'importe! Si cette exception est un fait exact dont on peut constater la réalté, puisque non-seulement la mère et l'enfant existent encore, mais que l'on peut même recueillir le témoignage de ce fait par les parents et les amis qui ont vu cette femme aux prises du fléau asiatique au 5e mois de sa grossesse, au moment où il fesait tant de victimes, n'est-il pas raisonnable de conclure qu'un pareil fait, fût-il unique dans la science, oblige d'admettre une indépendance réelle de la vie fœtale? Cet exemple suffit pour obliger le médecin à faire l'opération si la femme vient à succomber en pareil cas.

Le fait que je viens de rapporter n'est pas d'ailleurs le seul qui prouve une indépendance vitale aussi grande de la part du fœtus.

Le 22 septembre 1850, Mme Julien enceinte pour la 3e fois, était accouchée la 1re fois avec beaucoup de difficulté

d'un enfant mort quoique d'un très petit volume. La seconde grossesse s'était terminée par un avortement. Parvenue au terme de la 3ᵐᵉ, le travail fut si long et si pénible que je fus obligé d'appliquer le forceps. Je ne pus parvenir à extraire la tête, soit à cause du rétrécissement du
bassin, soit à cause du volume trop considérable de la tête.
Je priai mon confrère, M. Girard, alors chirurgien chef-
interne de la Charité, de venir à mon aide. Il exerça quelques tractions sans succès.

L'absence des pulsations fœtales me firent pencher un
moment en faveur de la crâniotomie lorsque, par une ré-
solution presque désespérée, je me déterminai à faire un
dernier effort pour extraire l'enfant. J'eus le bonheur de
réussir contre toute espérance ; mais ce fut au prix d'une
forte contusion sur la bosse frontale droite. Cette contusion fut remplacée par une escarrhe dont la chute laissa
l'os frontal à nu pendant assez longtemps. Cet enfant du
sexe masculin, d'un gros volume, ne pût être rappelé à la
vie qu'après un grand quart d'heure de soins soutenus. Il
est aujourd'hui plein de santé et porte sur son front la ci-
catrice due à l'instrument qui l'a soustrait à la mort dont
il était menacé. La mère qui courut les plus grands dangers est accouchée plus tard à l'aide du forceps, d'un garçon
mort-né. Les os du crâne chevauchaient les uns sur les
autres. Elle est une autre fois accouchée spontanément de
deux filles d'un volume médiocre.

Si cette observation diffère de celle de Mme Gateau
sous le rapport de l'altération du sang, qui n'existait pas
chez Mme Julien et qui est toujours très-profonde dans le
choléra, elle prouve à la fois une grande résistance et une
grande indépendance de la vie fœtale ; car, dans l'observation de Mme Julien, les contractions subintrantes qui ont

précédé l'accouchement n'ont pas laissé que de porter un grand trouble dans la circulation utéro-placentaire d'abord et dans la circulation fœtale elle-même ensuite ; et certes, M. Depaul a vu plus d'un enfant succomber sous l'influence de causes bien moins énergiques.

De pareils faits condamnent l'homme de l'art à la plus grande réserve dans l'affirmation de théories trop absolues et l'obligent à les enregistrer même quand elles ne peuvent pas s'accommoder à des théories préconçues.

Que sera-ce lorsque, procédant à l'examen consciencieux de ces faits, on prouvera de la manière la plus incontestable que, dans les cas d'hémorragie pendant la grossesse, quelque peu nombreux que soient les enfants qui survivent, il en est pourtant qui sont rappelés à la vie, même dans les cas de décollement du placenta, accident qui en fait mourir un si grand nombre avant leur expulsion ?

Les cas d'apoplexie placentaire, loin d'infirmer ma proposition, ne servent au contraire qu'à la confirmer. Si les noyaux sanguins s'opposent, par la compression qu'ils exercent sur les vaisseaux ombilicaux, à ce que l'oxigène du sang maternel vienne vivifier le sang fœtal, c'est parce qu'ils mettent un obstacle au passage du sang oxigéné des artères utéro-placentaires, destiné à vivifier le sang de la veine ombilicale. Quand ces noyaux sont peu nombreux, les rameaux de la veine ombilicale qui ne sont pas comprimés, suffisent pour entretenir la vie fœtale qui dépérit en raison directe et du nombre de ses noyaux et du nombre des rameaux de la veine ombilicale comprimés, jusqu'à ce que la mort s'en suive, quand ces noyaux sont par trop nombreux et volumineux.

Pour un fait que M. Depaul nous cite relativement a la

syncope produite par la saignée et qui était un moyen coupable dont se servait une femme qui se débarrassait ainsi du produit qui la gênait, notre confrère ne serait pas plus en peine que nous de citer un bien plus grand nombre de faits dans lesquels des mères assez habituellement fatiguées par des syncopes dans le cours de leur grossesse, n'ont pas laissé que de donner le jour à des enfants vivants et bien portants. J'ai observé dans ma pratique que ces femmes mouraient le plus souvent phtisiques.

M. Depaul n'est pas plus heureux lorsqu'il invoque à l'appui de son opinion un des accidents les plus redoutables, l'éclampsie. Tout ce qu'il dit à ce sujet est certes frappé au coin d'une pratique saine et éclairée; mais de même que la survie de l'enfant, après la mort de la mère, est un fait exceptionnel, de même cette survie, dans le cas d'éclampsie, est également rare, mais bien moins que le précédent. Le plus grand nombre des enfants périssent, il est vrai, le plus souvent seuls; assez souvent avec leurs mères; mais l'observation nous donne aussi la consolation de sauver quelquefois la mère et l'enfant et d'autres fois l'enfant survit. Ce dernier cas vient, après quelques autres, qu'il serait inutile et trop long de citer, de se présenter à moi.

Le 11 septembre dernier, une jeune femme primipare est affectée d'éclampsie à 4 heures du matin. Les membranes s'étaient rompues la veille. Les membres inférieurs étaient infiltrés. Il était impossible de lui faire avaler une goutte de liquide. Il fallut se borner à des moyens extérieurs : saignée, extrait de belladone sur l'orifice utérin qui n'était pas dilaté; bain entier tiède; chloroforme inspiré avec précaution pendant les accès. Ces moyens

n'eurent d'autres résultats que de favoriser la dilatation
de l'orifice, de manière qu'à 9 heures du matin, je pus
appliquer le forceps et extraire une fille vivante. Cependant les accès, malgré tous les moyens employés, deve-
naient de plus en plus subintrants, au point que la patiente
ne recouvra plus l'intelligence. Elle mourut la nuit suivante, laissant son enfant en bonne santé.

On ne reprochera pas à M. Depaul d'avoir rien oublié
pour faire prévaloir son opinion. Ce qu'il dit relativement
aux contractions irrégulières, spasmodiques et perma-
nentes, soit spontanées, soit consécutives à l'action du
seigle ergoté est profondément pratique. Mais je diffère
avec lui quand il dit que ces contractions « ne permettent
« pas au sang artériel d'aborder... empêchant le sang
« des *sinus* de se retremper au contact d'un sang vivi-
« fiant. » A ce sujet, mon honorable confrère conviendra
sans peine avec moi que, lorsque les membranes sont
réstées intactes jusqu'au moment voisin de l'accouchement,
la vie de l'enfant est bien moins exposée. Pour ce qui est
du sang des sinus qui ne peut se retremper au contact
d'un sang vivifiant, je ne pense pas, comme lui, que ce
sang des sinus appartienne au fœtus, mais je crois plutôt
qu'il appartient à la mère. Selon l'opinion que je me suis
formée, d'après les travaux de MM. Jacquemier et Bonamy,
ce ne sont que les houpes capillaires, radicules de la veine
ombilicale qui, en plongeant dans ces sinus *maternels* du
placenta, y puisent l'élément vivificateur (l'oxigène) dont
le fœtus a besoin. Il me semble que si les capillaires ombilicaux ne pouvaient se vivifier que dans le sang des sinus,
on ne verrait pas des artères utéro-placentaires, pénétrer
jusqu'au voisinage du chorion, à travers les anfractuosités
des cotylédons placentaires, comme l'a si bien décrit M.

Jacquemier. De plus, on ne verrait pas quelquefois le fœtus, renfermé dans ses membranes, vivre séparé du sein de sa mère, tandis que ce phénomène s'explique par l'action de l'oxigène de l'air atmosphérique ou même de l'oxigène contenu dans l'eau, quand on plonge l'œuf dans ce liquide tiède qui en entretient la chaleur. Dans ce dernier cas, la vie du fœtus ressemblerait à celle des poissons, à la différence que l'absorption de l'oxigène de l'eau, au lieu d'être faite par des bronchies, serait faite par les radicules ombilicales du placenta. Les faits que nous venons de présenter prouvent surabondamment qu'il y a non-seulement indépendance sous le rapport anatomique, indépendance admise par M. Depaul, mais encore indépendance sous le rapport fonctionnel ou physiologique que notre confrère refuse d'admettre.

Auscultation.

M. Depaul nous dit (page 33 de sa brochure) : « Je ne « pense pas qu'on doive se contenter de probabilités plus « ou moins grandes, quand on peut les transformer *à peu* « *près* en certitude. » Il prend de là occasion de parler de l'auscultation. Je pense, pour mon compte, que mon honorable confrère a donné à ce signe plus d'importance qu'il n'en comporte.

Quelque précieuse que soit cette découverte que M. de Kergaradec peut, avec autant de droit que M. Mayor, de

Genève, revendiquer pour lui, tout comme madame Lacha-
pelle, peut s'attribuer la découverte de l'accouchement
naturel dans les présentations franches de la face, quoique
dans le même moment Boër fit la même découverte à
Vienne, nous pensons avec M. de Kergaradec que ce moyen
de diagnostic , si avantageux pendant la vie de la femme
enceinte, n'a , après sa mort, qu'un but de curiosité et a
de plus le grand inconvénient de faire perdre un temps
précieux pour une opération qui sauvera d'autant plus
sûrement l'enfant , qu'elle sera faite plus promptement.
Car l'absence de la circulation fœtale est loin d'être une
preuve de la mort de l'enfant, et quelque netteté que puisse
donner à l'auscultation, l'absence des bruits maternels par
le fait de la mort de la mère , l'enfant peut parfaitement
être vivant et sa circulation n'être pas accessible à l'oreille.
Que de fois, en effet, il m'est arrivé de ne pas entendre les
pulsations fœtales dans un moment et de les percevoir distinctement dans un autre ! D'autres fois ce n'est qu'après
avoir imprimé quelques mouvements à la mère que j'ai pu
entendre les battements du cœur fœtal. D'autres fois enfin
la vie du fœtus m'était signalée par les mouvements qu'il
exécutait sans que sa circulation me fût révélée par le stétoscope. M. Depaul lui-même avoue que sur 67 cas d'auscultation , il a commis trois erreurs. Ce seul aveu suffit
pour condamner l'abstention de l'opération césarienne
devant l'absence même prolongée des battements du cœur
fœtal. On ne saurait faire trop l'éloge de notre confrère ,
pour les recherches savantes auxquelles il s'est livré à ce
sujet. Mais autant je m'associe de grand cœur à tout ce
qu'il a dit avec tant de sagesse sur ce point, autant je
repousse son opinion sur l'importance qu'il donne à la
constatation de la circulation fœtale après la mort de la

mère. Je la considère même comme très-dangereuse. Voici
ses paroles textuelles : « Je n'hésite pas à dire que le premier
« devoir du médecin qui est appelé à pratiquer l'opération
« césarienne est de s'assurer, par l'auscultation, si le fœtus
« donne encore quelque signe de vie. Il *doit s'abstenir* si
« le cœur ne se fait plus entendre ; pour ma part, ajoute-
« t-il, je n'admets d'exception que, pour le cas où, ayant
« assisté, à l'aide de l'oreille ou du stétoscope, à ses der-
« nières pulsations, je pourrais agir presque aussitôt
« après. » (Page 35.)

De mon côté, je demanderai à M. Depaul : Quel grand
inconvénient y aurait-il à pratiquer l'opération ? Je n'en
vois pas d'autre qu'une peine prise inutilement. Je puis
donc transformer cette proposition de la manière suivante :
Le premier devoir du médecin qui est appelé à pratiquer
l'opération césarienne, *post mortem*, est de s'assurer si la
mort de la mère est réelle. Après cette constatation, si
l'auscultation ne peut donner la certitude de la vie de l'enfant, *il ne doit jamais s'abstenir* de faire l'opération. Cette
absence des mouvements du fœtus et des pulsations de son
cœur, loin de ralentir son zèle, doit l'engager, au contraire, à mettre la plus grande célérité dans son exécution,
parce que le rappel à la vie sera d'autant plus probable
pour le fœtus que l'opération sera pratiquée plus tôt. Si
l'enfant est mort, ce ne sera, comme je viens de le dire,
qu'une peine inutile ; s'il n'est qu'asphyxié, il peut être
rappelé à la vie, quoiqu'il n'ait pas donné les signes certains de son existence, exigés par M. Depaul. J'ajoute
même qu'on ne doit pas se contenter d'opérer immédiatement après la cessation des pulsations fœtales, mais qu'on
doit le faire encore quand ces pulsations ont cessé
depuis longtemps, parce que si, dans ces cas, la science

offre des probabilités qui approchent de la certitude, elle offre aussi des exceptions opposées à ses prévisions. C'est pour ces cas exceptionnels, qui ne sont pas sans exemples, quoiqu'en dise M. Depaul, que l'opération doit être faite. Elle doit même être imposée par l'autorité, attendu que l'opération, pouvant d'autant moins nuire à la mère qu'on a attendu plus longtemps, quelques faibles que soient devenues les chances de vie de l'enfant, peut être encore utile à ce dernier, ne fût-ce que pour quelques instants ; et le médecin perdrait de sa considération s'il refusait son ministère parce qu'il n'aurait l'espoir de n'obtenir qu'un résultat bien faible au point de vue scientifique, mais immense au point de vue chrétien.

J'emprunte volontiers à M. de Kergaradec le fait suivant qu'il a extrait de la première des deux notes envoyées à l'Académie par M. Binaut de Lille :

« Le 18 mars 1856, la gastro-hystérotomie fut faite 15 ou 20 minutes après la mort de la mère. L'auscultation avait été pratiquée par plusieurs internes et *aucune trace de pulsations fœtales n'avait été perçue.* L'enfant fut extrait facilement. En venant au monde, il poussa un petit cri ; mais il ne donna plus aucun signe de vie. Ce ne fut *qu'au bout de 45 minutes* qu'on parvint à le ranimer complètement. Le lendemain 19, il fut placé à l'hôpital-général, *parfaitement bien portant.* » Que serait-il advenu, ajoute avec raison M. de Kergaradec, si, sur la foi du signe auquel M. Depaul accorde une confiance si absolue, on s'était abstenu d'opérer ? L'enfant eût péri et l'on se serait rendu coupable d'un homicide par omission. *Occidit qui servare potest, nec servat.*

Qu'y a-t-il donc de surprenant que le fœtus, fortement impressionné par la cause qui a produit la mort de sa mère, soit dans un état d'asphyxie qui ralentit ou suspend sa circulation cardiaque, sans que pourtant sa circulation capillaire soit compromise? Qu'y a-t-il d'étonnant que cet enfant soit d'autant plus facilement rappelé à la vie qu'il est plus promptement délivré de sa prison intrà-utérine? Il est donc inutile et même dangereux pour l'enfant de s'obstiner à découvrir les battements de son cœur, quand il s'agit de le ranimer dans le plus bref délai. Il ressort de ce fait un enseignement encore plus important et qui renverse l'opinion de M. Depaul, qui prétend qu'on doit s'abstenir de l'opération quand, après des recherches inutiles, on n'entend pas la circulation fœtale.

M. Binaut nous apprend qu'il n'a pas fallu moins de 45 minutes pour ranimer l'enfant qui, après un premier cri, n'avait plus donné aucun signe de vie. Or si, malgré les soins actifs dont l'enfant a été l'objet, la vie n'a pu être rappelée qu'après un laps de temps si long, qu'y a-t-il d'étonnant qu'un enfant, renfermé dans le sein de sa mère, imprégné des causes délétères qui ont amené la mort de celle-ci, n'ayant d'autres secours que celui de la chaleur que lui conserve le cadavre non encore refroidi de sa mère, demeure longtemps asphyxié sans que la mort l'ait encore définitivement atteint? Aussi je ne saurais protester trop hautement contre cette proposition de notre honorable confrère, qui, si elle était malheureusement acceptée par le corps médical, infligerait une mort forcée à une foule d'enfants qui pourront être sauvés par des soins rendus plus faciles après leur extraction.

M. Depaul a beau dire qu'il « ne pense pas qu'on doive « se contenter de probabilités plus ou moins grandes, « quand on peut les transformer à peu près en certitude. » (Page 33.) Nous avons suffisamment démontré que l'absence des battements du cœur fœtal n'est pas toujours une preuve certaine de la mort de l'enfant. D'une autre part, la précaution qu'a eue notre confrère d'assaisonner sa phrase du mot *à peu près*, prouve aussi qu'il ne regarde pas lui-même cette certitude comme *bien certaine*. D'ailleurs, comment expliquer cette foi robuste en la mort réelle de l'enfant par l'absence des pulsations de son cœur, lorsqu'on a si peu de foi dans la réalité de la mort de la mère ? Chez cette dernière, non-seulement l'absence des battements circulatoires ne donne pas à M. Depaul la certitude de sa mort, c'est à peine si la connaissance bien établie de la maladie à laquelle elle a succombé, vient apporter à son esprit une preuve suffisante. Aussi ne manque-t-il pas d'évoquer les souvenirs relatifs aux faits de Vésale, de Peu et de Rigaudeaux Je suis loin de lui en faire un reproche. Mais si la circulation peut rester suspendue assez long-temps, chez une adulte qui a par conséquent respiré, pour faire croire à une mort qui peut ne pas être réelle, pourquoi le même phénomène de suspension circulatoire ne peut-il pas exister chez un fœtus qui n'a pas encore respiré, sans que ce dernier soit définitivement mort ? Or, quand on est bien édifié sur la nature de la maladie qui a fait succomber la mère, n'a-t-on pas une certitude bien plus grande de la réalité de sa mort qu'on ne peut avoir celle de la mort de l'enfant, quand on voit des fœtus résister victorieusement à l'influence de la fièvre typhoïde et même du choléra asiatique dont la mère a été affectée ? Ces faits me paraissent plus que concluants pour commander impérieusement l'opération césarienne même dans les cas où l'on ne parvient pas à entendre la circulation fœtale. Il est donc bien fâcheux que M. Depaul ait employé son talent à exagérer les craintes par rapport à la mère et à paralyser le zèle des médecins en faveur de l'enfant. C'est pourquoi je crois qu'il est du devoir de tout médecin qui a des convictions contraires de s'élever contre une doctrine aussi funeste. C'est pourquoi, tout en reconnaissant la faiblesse de mes moyens, j'ai cru devoir m'associer à ceux de mes confrères dont je partage les principes. Cette croisade est d'autant plus nécessaire, que M. Depaul, fidèle aux prémisses qu'il a établies, conclut sinon à l'abstention complète de l'opération césarienne, du moins à son emploi le plus restreint. Je transcris fidèlement ses paroles : « Si on veut, dit-il, prendre en considération tout « ce que j'ai dit, on conviendra, j'espère, avec moi, que « les indications *raisonnables* de l'opération césarienne « *post mortem* ne se rencontrent que *très-exceptionnelle-* « *ment.* »

Mais, dans le cours de la vie, la maladie est aussi un état très-exceptionnel pour certains individus ; est-ce une raison pour en négliger la connaissance et le traitement ? Les opérations obstétricales sont aussi une grande exception dans l'acte de l'accouchement, fonction normale qui, dans le plus grand nombre des cas, n'exige aucune intervention chirurgicale. Est-ce à dire, comme je l'ai entendu professer par des médecins instruits, que l'étude des accouchements n'a pas ou a peu d'importance ? Ainsi, il est incontestable que la plupart des enfants meurent avant la mort de la mère, au moment même de sa mort ou peu de temps après. Est-ce à dire pour cela que l'opération césarienne est inutile après le laps de temps (demi-heure) fixé par M. Depaul ? Mais des faits les plus authentiques et les plus récents ont donné la preuve de la survie de l'enfant, trois heures (M. Cosson de Quintin) et même quatre heures et demie (M. Conor), après la mort de la mère. En vertu de quelle donnée scientifique peut-on fixer un terme précis à cette survie ? De simples probabilités sont insuffisantes dans une question où la vie d'un être humain est en jeu. Il faut des données certaines et rigoureusement invariables. La science étant impuissante à les fournir, on doit prendre le parti le plus sûr : celui de l'opération.

Viabilité.

—

Il m'a semblé aussi que M. Depaul a donné à la viabilité fœtale une importance plus grande que ne le comporte la question qui nous occupe. Je la comprends au point de vue légal ; mais je la comprends moins au point de vue de la science. La viabilité est la faculté qu'a le fœtus de vivre et de prolonger son existence en dehors de l'influence maternelle.

Il est incontestable que cette propriété est d'autant plus grande que l'enfant se rapproche davantage du terme de la gestation. Ainsi, d'après les statistiques tirées de ma pratique, il conste qu'il y a un bien plus grand nombre d'enfants de 8 mois qui survivent que d'enfants de 7 mois. Mais, de ce que les enfants de 7 mois fournissent moins d'exemples de survie que ceux de 8, s'en suit-il qu'un enfant qui n'aurait pas atteint le 180e jour de la grossesse ne pourrait, par une exception rare à la vérité, mais enfin possible, continuer à vivre ? J'avoue que les doutes sur ce point ont une grande force. Néanmoins l'exemple de Fortunio Liceti, né le 3 octobre 1577 au sixième mois de la grossesse, mort à l'âge de 79 ans ; le fait plus récent mentionné par Capuron et rapporté avec des détails circonstanciés par M. de Kergaradec, s'ils n'apportent pas dans mon esprit une conviction complète, m'imposent au moins un doute tel, qu'en pareille circonstance, je me croirais tenu d'agir comme à l'égard d'un enfant réellement viable. Ce dernier fait, rapporté par un médecin distingué, par Brouzet, médecin de Louis XV, membre correspondant de l'Académie des Sciences, mérite au moins un examen sérieux, avant qu'on se permette de le considérer comme apocryphe. Ce cas est relatif à une femme de Marseillan, bourg maritime du Languedoc, qui accouche, en 1748, d'un garçon, *six mois après son dernier accouchement*. L'enfant né vivant n'a certainement pas été conçu le lendemain de l'accouchement. Il était aussi petit et aussi faible qu'un avorton de 5 mois ; il ne poussait pas le moindre cri. Ce ne fut enfin qu'à quelques légers mouvements et à sa chaleur qui se soutint, qu'il fut heureusement déclaré vivant. On l'enveloppa dans des linges chauds ; on essaya de lui faire avaler quelques gouttes de lait tiède et l'on y réussit. En un mot, contre toute apparence de succès, sa mère eut assez de tendresse et de patience pour le faire subsister l'espace de quatre mois entiers pendant lesquels il ne fit que des mouvements presque insensibles et ne poussa pas la moindre plainte. Enfin, au bout de quatre mois révolus, il commença à crier, à remuer, à téter et à croître à la façon des enfants à terme. En sorte qu'à l'âge de 18 mois, il devint plus fort que les enfants de son âge, etc., etc. (M. de Kergaradec, page 36.)

Maintenant supposez que la conception ait eu lieu à une époque aussi rapprochée que l'on voudra du moment de l'accouchement précédent; toujours est-il que cet enfant qui a survécu n'avait pas atteint le 180ᵉ jour après la conception quand il est né.

Quant au fait de Fortunio Liceti, qui reçoit une consécration assez puissante par celui de la femme de Marseillan, on peut plus facilement comprendre une erreur relative au moment de la conception. Au point de vue rigoureux de la science, il est permis d'être plus exigeant, pour établir le moment de la conception relativement au premier cas. Combien de femmes sont à ce sujet dans une erreur involontaire quand elles ont surtout des menstrues irrégulières ou lorsqu'elles deviennent enceintes pendant l'allaitement. Mais l'observation de Brouzet ne permet aucun doute sur ce point.

Je crois devoir consigner ici une observation tirée de ma pratique et qui prouve qu'une femme qui nourrit son enfant peut être dans la plus grande erreur sur la véritable époque de la grossesse qui survient pendant l'allaitement.

Le 7 juillet 1846, Madame Prov. accouche pour la première fois d'un garçon au moyen du forceps. Elle allaite avec le plus grand succès son fils, lorsque le 6 novembre 1847 elle m'appelle sous prétexte que des grives qu'elle avait mangées la veille avaient donné lieu à des vomissements, suite d'une indigestion. Madame Prov. se croyait enceinte de 4 à 5 mois. Elle avait cessé d'allaiter son fils depuis 2 mois, époque à laquelle elle ne put plus douter de sa nouvelle grossesse. Elle n'avait eu aucune apparition de règles depuis son accouchement.

Demeurant quelques instants auprès d'elle, je m'aperçois que des contractions utérines se manifestent de distance en distance et le palper abdominal me donne la certitude de mon diagnostic. Le globe utérin se durcit et j'annonce à la prétendue malade qui était fraîche et d'une belle et forte constitution, qu'elle était en travail d'enfantement. Madame prétend que je suis dans l'erreur, et que s'il en est ainsi, elle va mettre au monde un avorton, attendu qu'il n'y a que deux mois qu'elle a cessé de nourrir son fils. Je l'examine et lui assure qu'elle va accoucher d'un enfant parfaitement à terme, la tête que je sentis me donnant la sensation d'os très-solides et de sutures fort rapprochées. Elle ne pouvait comprendre qu'elle eût pu nourrir ainsi son enfant pendant 7 mois de grossesse sans le moindre inconvénient. Elle accouche, en effet, d'une fille fort bien constituée qui mourut du croup l'année d'après.

Si cette dame fût morte par une cause quelconque, quelques jours avant son accouchement et que, sur son dire, on ne l'eût crue enceinte que de 5 mois, il est certain qu'un médecin qui n'aurait tenu compte que de la viabilité de l'enfant, n'aurait pas cru devoir se donner la peine de faire une opération césarienne pour un avorton. Aussi, je considère ce fait ainsi que celui qui est fourni par M. Brouzet tellement concluants, qu'un médecin bien instruit de ces faits, ne peut pas s'abstenir d'extraire l'enfant du sein d'une femme morte enceinte, quelle que soit l'époque signalée de sa grossesse. Dans un cas semblable à celui de la femme de Marseillan, un enfant qui, par l'époque anticipée de sa naissance, paraît ne devoir pas survivre, peut, par exception, continuer à vivre; et dans un cas tel que celui dont j'ai présenté l'observation, tel enfant que l'on ne croit pas être encore parvenu au terme de sa viabilité, peut, par une erreur facile à commettre à cause de l'absence prolongée des règles, avoir pourtant accompli toutes les phases de son évolution intrà-utérine.

Pour chercher à prouver que le fœtus ne peut pas vivre

longtemps après la mort de la mère , M. Depaul (page 13
a soin de réduire à néant la plupart des faits contradictoires cités par M. de Kergaradec. C'est ainsi qu'il raye
d'un trait de plume les observations d'Horstius, d'Harvey,
d'une femme morte enceinte à Sambuca (Sicile) , dont la
matrice fut trouvée vide et l'enfant étouffé sous les cou-
vertures. Il en est de même d'une femme assassinée en
Saxe , dont la tête était presque séparée du tronc et dont
deux enfants jumeaux sortirent spontanément. Il ne fait
pas plus de grâce à l'enfant de Don Francisco Arevalle de
Ségovie, qui naquit aussi spontanément , après qu'on eût
fait exhumer la mère, et qui devint ensuite gouverneur de
Province.

Le nom de Rioland ne lui inspire pas plus de confiance.
Une observation tirée de l'anthropographie de ce célèbre
médecin est relative à une dame de Bruxelles qui mourut
« le jeudi à 10 heures du soir et qui , le samedi suivant à
« 10 heures du matin , accoucha d'un enfant de 7 mois
« vivant. Une consultation signée de Rioland et de plu-
« sieurs autres célébrités de la faculté de médecine de
« Paris, décida que probablement la mort réelle n'avait eu
« lieu que le vendredi au soir, au moment où l'on avait
« observé des mouvements du ventre et entendu un *vagitus*
« *uterinus*. » M. de Kergaradec dit qu'en admettant cette
hypothèse, il resterait encore 12 heures de survie. Mais
M. Depaul, après tous ces détails , se croit suffisamment
autorisé pour répondre : « Ne l'admettons pas, au contraire,
« et si on a pu se tromper sur la réalité de la mort de cette
« femme depuis le jeudi 10 heures du matin jusqu'au ven-
« dredi soir, reconnaissons que l'erreur a pu durer quel-
« ques heures de plus et que lorsque l'enfant *est né vivant,*
« la mère n'avait pas *encore rendu le dernier soupir.* Puis-

« qu'on en est réduit, ajoute-t-il, aux hypothèses, il est
« plus sage d'écarter le merveilleux et de s'en tenir à ce
« qui est simple et naturel. » Pour ma part, j'accorderai
à M. Depaul tout ce qu'il sera possible de lui accorder. Mais
vouloir que la mère n'eût pas rendu le dernier soupir au
moment de son accouchement, autant vaudrait soutenir
que cette femme n'est pas morte et qu'elle a survécu à son
accouchement. Je crois que l'hypothèse de M. Depaul est
encore plus difficile à admettre que celle qu'avaient admise
les célébrités qui avaient signé avec Rioland la consultation dont cette femme a été l'objet. M. Depaul répugne à
accorder 12 heures de survie à l'enfant. Je lui en enlèverai
la moitié s'il le désire ; mais toujours est-il que cet enfant
a survécu plus d'une heure après la mort de sa mère. Je
comprendrais plutôt que cette prolongation de la vie eût
lieu chez une femme pendue, comme dans l'observation
d'Horstius, sur laquelle notre confrère revient. Ce sont
des faits trop bien prouvés pour être révoqués en doute ; je
dirai même qu'une femme assassinée pendant sa grossesse,
pourrait encore posséder, selon le genre d'assassinat dont
elle aurait été victime, quelque germe de vie pendant un
temps plus ou moins long, à cause de la lutte que la vie
soutient d'autant plus longtemps, que les organes, surpris
dans un état plus florissant de santé, sont plus aptes à
résister aux atteintes de la mort.

Il me semble que M. Depaul a abusé un peu des avantages que lui donne une spécialité qu'il cultive avec une
supériorité aussi incontestable qu'incontestée, en cherchant
à prouver que, dans les *naissances posthumes* spontanées,
l'accouchement n'a pas lieu par les mouvements actifs de
l'enfant, mais exclusivement par l'action organique ou de
tissu de l'utérus, quand l'enfant est vivant ou mort, depuis

peu de temps, ou par la distension des gaz, quand l'enfant est putrifié.

Tout disposé que je suis à faire bonne justice de tous les faits entachés de merveilleux et de superstition, je ne pense pas que l'ancienneté de date, que certains détails exagérés soient des motifs assez puissants et surtout assez raisonnables pour les rayer complètement de la liste des faits qui nous occupent. Ainsi le fait de Saint-Raimond Nonnat, quoique assaisonné de beaucoup d'exagération, me paraît un fait acquis à la science et dont le plus grand tort est d'être en opposition avec les idées un peu trop exclusives de notre savant confrère, relativement à la survie des enfants. Pour moi, le fait de Saint-Raimond extrait du ventre de sa mère après la mort, est aussi certain qu'un autre qui serait plus récent. D'abord le surnom qui lui a été donné : *Non Natus*, prouve suffisamment qu'il n'est pas venu au monde par les voies ordinaires. Ensuite la célébrité que sa sainteté lui avait attirée avait plus particulièrement attiré l'attention de ses contemporains, qui tous ont attesté que sa mère était morte avant sa naissance. Voilà deux circonstances qui n'exigent pas une grande science pour en établir la réalité. Maintenant que la science s'enquière et émette des doutes sur le laps de temps plus ou moins long qui s'est écoulé entre la mort réelle ou apparente de la mère et le moment de l'opération ; là se rencontrent les difficultés et les divergences de la science ; mais ces difficultés, ces divergences ne peuvent détruire le fait de l'extraction de Saint-Raimond Nonnat du sein de sa mère morte au moyen de l'opération césarienne. Seulement, sans admettre que l'opération ait été pratiquée *trois jours* après la mort de la mère, M. Depaul m'accordera bien qu'elle a dû l'être plus de demi-heure après et même plus d'une heure après.

Bravant toutes les accusations de crédulité ou de naïveté puérile dont on est bien libre de me gratifier, je regarde l'observation de la princesse Pauline de Schwartzemberg, comme présentant les garanties d'authenticité les plus incontestables que l'on puisse désirer. Le caractère de Gardien, qui la rapporte dans le dictionnaire des sciences médicales est resté trop honoré dans la science pour qu'on puisse douter de sa véracité.

J'ai été péniblement surpris qu'un homme aussi grave que M. Depaul, après avoir cherché à renverser l'é- chafaudage des observations opposées à sa théorie sur la survie de l'enfant, ait cru nécessaire de terminer son plaidoyer par une facétie peu compatible avec l'importance du sujet. J'aurais mieux aimé entendre raconter par d'au- tres que par lui le fait du prodigieux enfant pétrifié de la ville de Sens qui, après avoir demeuré 28 ans dans le sein de sa mère, avait si bien profité de son temps, qu'une fois extrait, au moyen d'une opération, il se mit immédiate- ment à parler latin. Mais j'ai trouvé une compensation bien édifiante par le ton calme et digne avec lequel M. de Kergaradec a répondu que si un enfant n'apprenait pas le latin comme celui que l'on vient de citer, en demeurant si longtemps dans le sein de sa mère, il pouvait arriver qu'un enfant pouvait rester mort pendant plus longtemps dans un cas de grossesse intrà-utérine, dans le ventre de sa mère, sans nuire à la vie de celle-ci.

Influence maternelle.

Pour donner une preuve plus forte de l'influence qu'exerce la mort de la mère sur la vie de l'enfant, M. Depaul cite

16 observations où l'opération pratiquée immédiatement ou peu après la mort de la mère, ne donne aucun résultat satisfaisant pour l'enfant. M. Depaul n'avait pas besoin de prendre tant de peine pour prouver ce qu'il avoue. Il n'est pas un médecin qui ignore que la mort de l'enfant précède plus souvent celle de la femme enceinte. Pour mon compte, il me serait facile d'augmenter cette proportion des cas de mort préalable de l'enfant. En jetant un coup d'œil sur le tome 22, pages 373-374 des *Archives Générales de médecine* du mois de mars 1830, j'y vois, dans un tableau comparatif que Riecke a publié sur les accouchements observés dans le royaume de Wurtemberg, du 1er juillet 1821 au 1er juillet 1825, que l'opération césarienne a été pratiquée 32 fois sur des femmes mortes ; que cette opération y a été pratiquée une fois sur 6,854 accouchements ; que sur ces 32 opérations faites peu après la mort de la mère, à l'exception d'une seule qui a eu lieu 2 heures après le décès, 7 enfants ont été extraits vivants, dont un seul a survécu et que 25 de ces opérations n'avaient donné que des enfants morts. Cette mortalité plus grande des enfants dans les cas de mort de femmes enceintes n'étonne personne ; mais elle ne saurait prouver l'inutilité de l'opération césarienne, comme tend à l'insinuer notre honorable confrère d'outre Rhin.

Si nous examinons avec soin le tableau de Riecke, nous y trouvons que sur les 32 opérations césariennes, les 25 mères qui n'ont donné que des enfants morts, avaient succombé : 1 à une attaque d'apoplexie ; 6 à des maladies aiguës ou chroniques ; 1 à la phtisie ; 8 à des manœuvres obstétricales ou à un épuisement par suite d'un travail long et pénible ; 6 à une hémorragie due à l'insertion du placenta sur l'orifice ; 1 à une hémorragie produite par un coup sur le pied couvert de varices ; et enfin 2 à des maladies indéterminées. L'auteur nous dit en outre que plus du tiers des femmes avaient dû leur mort à l'hémorragie par insertion anormale du placenta et que le quart avaient succombé pendant le travail. C'est pourquoi nous avons cru pouvoir fixer à 11 les cas d'hémorragie, et à 8, les cas d'enfantement laborieux ou de manœuvres obstétricales.

Maintenant, si nous recherchons le genre d'affections qui a permis à 7 enfants de survivre à la mère, nous en trouverons 4 extraits vivants sur 10 cas d'implantation du placenta sur l'orifice utérin (1) ; 1 dans un cas d'éclampsie ; 1 dans un cas de fièvre nerveuse et 1 dans un cas d'exanthème aigu. Il est à remarquer que, dans le tableau de Riecke, aucun enfant n'a été extrait vivant du sein d'une femme morte, soit à la suite d'un enfantement laborieux, soit à la suite de manœuvres obstétricales. Nous avons signalé quelques faits exceptionnels dans ces derniers cas

Si nous réunissons aux 16 observations de M. Depaul les 25 de Riecke, plus une observation de M. Stoltz, relative à la femme Steigert, âgée de 20 ans, qui entra le 28 mai 1826 au commencement du 8e mois d'une seconde grossesse, qui mourut le 17 juillet à la suite d'une fièvre typhoïde, les mouvements de l'enfant ne s'étant plus fait plus sentir dès la veille, et qui fut opérée immédiatement, pour ne pas négliger, dit M. Stoltz, la seule chance de salut pour l'enfant qu'il trouva putréfié ; si nous ajoutons

(1) Si, comme l'assure Riecke, plus du tiers des femmes sont mortes par suite d'hémorragie par insertion anormale du placenta, c'est plus de 10 cas qu'il aurait dû signaler.

encore une observation de M. Toulmouche, relative à la femme Noyau, âgée de 35 ans, enceinte de 7 mois, qui, dès le 11 mars 1841, fut prise d'une pneumonie à laquelle elle succomba le sixième jour, et qui, quoique opérée immédiatement après le dernier soupir, ne donna qu'un enfant mort, nous trouvons 43 enfants morts.

Loin de diminuer le nombre proportionnel des enfants morts dans le sein de femmes mortes enceintes, nous croyons que ce nombre est encore plus grand que celui que nous présentons. Mais quelque restreint que soit le nombre des enfants trouvés vivants, il est néanmoins assez important pour fixer l'attention des médecins et exciter surtout leur zèle à faire l'opération césarienne *post mortem*.

Le tableau de Riecke nous présente des enseignements précieux sous le rapport des cas qui ont permis à l'enfant de survivre à la mère. Ainsi, sur 10 cas d'hémorragie par insertion anormale du placenta, 4 enfants ont été rencontrés vivants. Des 3 autres enfants vivants, l'un appartient à un cas d'éclampsie, le second à un cas de fièvre nerveuse, et le troisième à un cas d'exanthème aigu. En ne tenant compte que de la statistique fournie par Riecke, nous trouvons la proportion d'un enfant sur 4 opérations césariennes et demie environ.

Cette proportion est plus que suffisante pour ne pas dédaigner une opération qui peut permettre à un enfant de voir le jour, quelque courte que puisse être son existence.

Au moyen de deux observations que nous avons ajoutées à celles que nous avons recueillies dans la brochure de M. Depaul et dans le tableau de Riecke, nous trouverons 66 cas d'opération césarienne *post mortem* qui nous donnent 43 enfants morts et 23 enfants vivants. Par cette adjonction, nous avons une proportion d'enfants extraits vivants bien plus grande que dans la seule statistique de Riecke, puisque 23 enfants vivants sont à 66 cas d'hystérotomie comme 1 : 2.20/23, on si l'on aime mieux comme 1 est à 3 environ, au lieu d'un sur 4. Ce résultat répond à toutes les objections qu'on peut faire contre l'opération césarienne *post mortem*.

Après avoir cherché a établir que la plupart des enfants meurent avant leurs mères, M. Depaul tend à démontrer que, dans les cas exceptionnels où l'on rencontre, après la mort de la mère, un enfant vivant ou qui peut être rappelé à la vie, cet enfant ne saurait continuer à vivre dans le sein maternel au-delà d'une demi-heure après le décès.

Notre confrère accorde par concession, une heure au plus. Nous avons ajouté 4 observations aux 11 dans lesquelles la section abdominale a été faite immédiatement ou peu de temps après la mort. Sur ces 15, il y en a 7 dans lesquelles l'opération a été pratiquée après le dernier soupir et 8 de la 10e à la 30e minute.

Dans la première catégorie, la première opération a été faite par moi le 4 décembre 1829, sur la nommée Euphrasie Blanc, âgée de 31 ans, entrée à la Maternité de Marseille, le 27 novembre 1829, enceinte pour la première fois. Trois ans auparavant elle avait été affectée d'une pleurésie avec épanchement dans la cavité droite de la poitrine. La guérison avait amené un retrait considérable de ce côté de la cage osseuse. Quoique douée d'un tempérament faible, elle avait toujours été régulièrement menstruée. Dès les premiers temps de sa grossesse, l'oppression avait augmenté de plus en plus et s'était compliquée de jaunisse. Elle a vomi du sang plusieurs fois et en crachait continuellement depuis. Saisie de diarrhée le 1er décembre, elle s'est affaiblie si rapidement qu'elle a succombé le 4

décembre au 5e mois de sa grossesse, à 10 heures et demie
du soir. Le dernier soupir rendu, j'opérai et retirai un
avorton de 5 mois qui a vécu un quart d'heure après avoir
reçu le baptème.

A l'autopsie cadavérique de la mère, je trouvai le pou-
mon droit aplati et collé contre le médiastin, de manière
que pour le distinguer, il fallut insuffler la trachée artère
pour connaître le lieu où il était appliqué (Voyez p. 37);

La seconde par M. Danson à 7 mois et demi de grossesse chez une femme qui venait de succomber à des accès
éclamptiques. Le cœur de l'enfant battit pendant vingt
minutes; mais il ne put être ranimé;

La troisième, par M. de Garam, 1er chirurgien chef-
interne à l'Hôtel-Dieu de Marseille, chez la femme Berger
Apollonie, née Brun, âgée de 19 ans, entrée le 7 avril
1834 à l'Hôtel-Dieu, au 8e mois d'une seconde grossesse.
Dès le début de sa maladie, elle présente les symptômes
les plus graves; peau brûlante, fièvre intense, douleur à
l'épigastre, langue rouge et sèche; les gencives et les dents
recouvertes de fuliginosités. Quelques symptômes cérébraux se joignirent à cet état inflammatoire.

Le 9, à 6 heures du matin, la malade est agonisante.
Mandé auprès d'elle, M. de Garam s'assure par l'auscultation que l'enfant est plein de vie et conçoit dès-lors l'espoir
de le sauver par l'opération césarienne. L'exploration du
col utérin indique qu'il n'existe aucun commencement de
travail. Une heure après, la malade expire.

M. de Garam incise aussitôt les parois abdominales et
l'utérus; il en extrait un garçon qui paraît, au premier
abord, privé de vie; il est dans un etat complet d'asphyxie; la face est violette; la dilatation du thorax nulle.

On laisse couler le cordon; cette saignée salutaire,

jointe à quelques frictions, détermine des mouvements
respiratoires. Il est parfaitement ranimé. On le baptise;
mais il meurt après 30 *heures* d'existence. (Observation
insérée par le docteur Vignolo dans la *Gazette des Hôpitaux* de 1835, page 91, extraite du *Journal des Connais-
sauces méd.-chir.* 2ᵉ année, page 111.) — Voyez page 37.

La quatrième, pratiquée par un interne de l'hôpital St-
Antoine, est rapportée par le docteur Boucher (de la ville
Jossy) dans la *Gazette des Hôpitaux* du 20 décembre 1860.
Elle est relative à une femme phtysique âgée de 33 ans,
enceinte de 7 mois 1/2, qui succomba le 2 décembre, 9
jours après son entrée dans cet hôpital. On avait très distinctement entendu les battements du cœur fœtal. L'opération fut faite dès que le cœur de la mère ne donna plus
de pulsations. L'enfant du sexe féminin très-chétif ne
donna aucun signe de vie; le cordon *ne pulsait plus.*
Cependant une première inspiration eut lieu au bout de
12 à 15 minutes. Cette enfant était on ne peut mieux,
lorsque le troisième jour, elle fut atteinte d'ictère à laquelle
succéda le muguet qui emporta l'enfant le 21ᵉ jour après
son extraction.

La cinquième, par M. Bonnet, de Poitiers, le 1ᵉʳ avril
1860. Ce confrère rapporte qu'appelé auprès d'une femme
qu'on disait en travail, il la trouve sans connaissance et
paralysée du côté gauche. Le col n'est pourtant pas ouvert.
Cette femme âgée de 24 ans, primipare, quoique mariée
depuis 7 ans, est arrivée au septième mois de sa grossesse.
Son pouls donne de 60 à 65 pulsations. La tête de l'enfant
est profondément engagée dans le bassin. Trois heures
après cette femme est râlante et les battements de son
cœur sont très-rares. Les pulsations fœtales sont perçues;
l'opération est faite au dernier soupir. Après quelques

soins, une petite fille pesant 1,500 grammes, ayant 38 centimètres de longueur est rappelée à la vie. A l'âge de plus de 7 mois, elle était forte et vigoureuse.

La sixième, est pratiquée le 17 juillet 1829, par M. Huguier, alors interne à l'hôpital St-Louis, peu après la mort d'une femme qui avait succombé à une hémoptysie. L'enfant a été retiré *vivant*. (*Gazette des Hôpitaux*, 8 août 1829). Voyez page 37.

La septième, enfin, est faite par M. le docteur Loweg. Ce médecin fut mandé le 23 août 1843 à Verl, près de Bielfeld, chez une femme enceinte, et malade depuis *longtemps* qui expira peu après son arrivée. Il fit aussitôt l'opération césarienne, en suivant les procédés ordinaires. Après que l'enfant fût retiré avec le placenta, l'opérateur cherche en vain à provoquer la contraction de la matrice, en irritant sa face interne. Il s'écoula une petite quantité de sang veineux chaud. L'enfant paraissait complètement mort. Il était à terme, frais, et avait évidemment vécu jusqu'à la fin de la vie de sa mère. On le mit dans un bain avec le placenta; on l'enleva bientôt après et on fit des insufflations d'air. Au bout d'un demi-quart d'heure, on sentit les pulsations du cœur et bientôt après, il fit une première inspiration qui devint peu à peu complète. L'enfant continua à vivre; il était fort bien portant. Trois mois après, il fut présenté à M. Loweg; il est, dit-on, mort plus tard. (*Gaz. Méd. de Paris*, 1844, p. 421).

Ces 7 opérations pratiquées immédiatement après la mort nous donnent 4 enfants vivants (4e, 5e, 6e et 7e obs.) Elles auraient pu nous en donner un de plus si celui que j'ai extrait avait été viable. Il y a donc plus de la moitié des enfants vivants quand l'opération est faite aussitôt après le décès de la mère.

Nous allons examiner le sort des enfants quand on pratique l'opération depuis la 10e à la 30e minute après la mort.

Huit opérations ont été faites dans cette période.

1° Une, dix minutes après la mort, par M. Campbell. Cette observation est relative à une femme de 23 ans, enceinte de 7 mois 1/2, entrée à la Maternité le 1er novembre 1846, et accouchée deux fois naturellement. Cette femme présentait une teinte bistrée de la muqueuse labiale et un peu de cyanose des extrémités supérieures. Elle fut placée à l'imfirmerie pour une bronchite légère. Le 4 décembre, à 9 heures moins un quart, elle mourut subitement. Trois ou quatre minutes après, M. Campbell était auprès de cette femme. On avait constaté l'existence de la circulation fœtale qui donnait 120 à 140 pulsations, trois minutes après la mort de la mère. La main placée sur le ventre perçut quelques mouvements actifs du fœtus. Six minutes après la mort, les pulsations fœtales ne donnaient plus que 100 pulsations du cœur et 80, huit à neuf minutes après.

Le col étant fermé, M. Campbell fit l'opération à la 10e minute qui suivit la mort, comme nous l'avons signalé en commençant. L'enfant fut retiré vivant; le baptême fut administré. Mais les lèvres et le reste du corps étaient décolorés; les membres flasques. Les battements paraissaient ralentis et affaiblis. Insufflation pulmonaire au moyen du tube laryngien. Pendant 10 minutes, aucune modification dans les phénomènes respiratoires; mais les pulsations du cœur augmentent en nombre et s'élèvent jusqu'à 120. La première inspiration n'eut lieu que 25 minutes après le commencement de l'insufflation. Plusieurs inspirations suivirent la première, mais faibles et éloignées, et après tous les autres moyens employés, l'enfant fut enfin mis en possession de la vie. Il resta faible pendant les deux ou trois premiers jours et a vécu 14 ans.

A l'autopsie de la mère, on trouva la membrane du trou de Botal d'un blanc jaune, mince et comme éraillée par endroits. Elle ne fermait pas en haut le trou de Botal et il existait en cet endroit un orifice en forme de croissant parfaitement visible. Les deux oreillettes communiquaient largement ensemble.

Cette observation de M. Campbell offre plus d'un enseignement. Outre qu'elle nous donne la preuve que l'enfant peut être extrait vivant, quand l'opération césarienne est pratiquée peu après la mort de la mère, elle prouve encore que cet enfant aurait pu être victime de la négligence qu'on aurait mise à faire cette opération, si l'on n'avait pas entendu la circulation fœtale. Il aurait pu arriver en effet que, dans le moment où on aurait voulu s'assurer si cette circulation existait, on n'eût rien entendu.

Pourquoi ne pas supposer que, sous l'influence de la cause qui a donné la mort à la mère, la circulation fœtale a pu subir un moment d'arrêt plus ou moins prolongé, sans être définitivement anéantie? L'observation que nous venons de relater permet de penser que cet état d'asphyxie qui a eu lieu chez l'enfant, après avoir donné des signes de vie, aurait pu exister avant l'opération, tout en laissant à l'enfant des chances de vie après l'opération. Ainsi l'absence des pulsations fœtales n'autorise pas l'abstention.

2° Une, quinze minutes après.

M. Laforgue, professeur d'accouchement à l'Ecole préparatoire de Médecine de Toulouse, est mandé en toute hâte le 26 mai 1853 à 7 heures du matin, auprès de la femme Teychené, épouse Benazet, âgée de 38 ans, placée au n° 15 de la salle St-Louis, service de M. le professeur Dassier. Cette femme était à l'agonie.

Quinze minutes après la constatation de la mort réelle,
M. Laforgue procède à l'autopsie césarienne; il retire l'enfant qui pousse un soupir ; et pendant qu'il le frictionne
pour le ranimer, M. Dassier lui donne l'eau. L'enfant
parfaitement revenu à la vie jouit aujourd'hui (1862) de
la plus brillante santé. Cette femme, mère de quatre
enfants, était parvenue au 8ᵉ mois de sa grossesse ; elle
fut prise le 10 mai de *violents maux de tête* qui l'obligèrent
à s'aliter. Transportée le 18 à l'Hôtel-Dieu, et de là à la
Maternité, elle était le 24 dans le délire, et tomba dans
un état comateux qui se termina par la mort le 26 au
matin après 16 jours de *maladie cérébrale*. (p. 37).

3° Une, deux minutes après.

M. Monod cité le fait d'une femme enceinte de 8 mois
qui succombe à une inflammation des *centres cérébraux*.
L'opération donne un enfant qui est ranimé et qui a vécu
5 heures.

5° Trois, de 15 à 20 minutes.

La première est de M. Simon Enright, qui rapporte un
cas dans lequel l'enfant ne vécut que 18 minutes, quoiqu'il
eut été extrait 20 minutes après la mort de la mère dont
la maladie n'a pas été signalée.

La seconde nous est fournie par M. Binaut, de Lille.
Une femme, nous dit-il, probablement arrivée près de son
terme, fut prise le 22 février 1856 de faiblesse et de perte
de connaissance. Le visage devint bleuâtre et il survint
quelques mouvements convulsifs. Les internes de l'hôpital
immédiatement appelés, la trouvèrent morte. Après avoir
vainement tenté de la rappeler à la vie, l'un des internes
s'empressa de pratiquer l'opération césarienne, 15 à 20
minutes après la mort de la mère. L'enfant extrait pousse

aussitôt un petit cri. Au bout de 40 à 43 minutes, il était entièrement ranimé. Vingt-six jours après, environ, il fut placé très bien portant à l'hôpital général.

L'autopsie de la mère fit reconnaître *un rétrécissement notable de l'orifice auriculo-ventriculaire gauche* avec induration de ses valvules.

La troisième, appartient à M. Depaul. C'est une femme rachitique dont le détroit supérieur n'offrant que 7 centimètres 1/4 dans son diamètre sacro-pubien, fut soumise aux manœuvres de l'accouchement provoqué prématurément. Cette observation fut curieuse sous le rapport de la cause qui a donné la mort à cette femme et que M. Depaul paraît attribuer à l'introduction de l'air dans les veines, introduction favorisée par les douches vaginales, donne en outre la preuve que l'on peut concevoir d'autant plus d'espérance de conserver la vie à l'enfant qu'on pratique l'opération césarienne à une époque plus rapprochée de la mort de la mère. Cependant cette opération, quoique entreprise *12 à 15 minutes* après le dernier soupir, exigea encore 20 minutes pour que l'enfant, à peine âgée de 7 mois et quelques jours, fût parfaitement ranimée. Cette enfant qui n'a vécu que 8 heures paraît, d'après l'opinion de M. Depaul, n'avoir dû sa mort qu'à son développement incomplet.

5° Une, 25 minutes après.

Cette observation nous est donnée par M. le docteur Leroy-Desbarres qui a obtenu un enfant vivant après ce laps de temps.

6° Enfin une 8e observation présentée par M. Conor, qui trouva, dit-il, l'enfant encore vivant, l'opération pratiquée demi-heure après la mort de la mère. (Voyez la brochure de M de Kergaradec).

Ainsi de la 10ᵉ à la 30ᵉ minute, nous trouvons 5 enfants sur 8 qui ont survécu, parmi lesquels nous comptons l'enfant de la femme opérée par M. Depaul, qui a dit avec raison que cet enfant n'a survécu qu'à cause de son peu de développement (7 mois). Parmi les enfants qui n'ont pas vécu, nous en comptons un qui a pourtant continué à vivre 5 heures ; c'est l'enfant extrait par M. Monod, lequel était pourtant parvenu au 8ᵉ mois de son évolution. Il y a donc autant de chances de rendre à la vie un enfant qu'on aura extrait soit immédiatement, soit de la 19ᵉ à la 25ˢ minute après la mort de la mère.

Il nous reste maintenant à prouver si, après une demi-heure et même une heure, on ne doit pas espérer de rencontrer un enfant vivant, et il s'agit surtout de savoir si l'opération césarienne est inutile après ce laps de temps, même dans le cas où l'on n'entendrait pas la circulation fœtale.

Pour élucider ce point aussi important sous le rapport scientifique qu'il est grave au point de vue social, nous avons réuni 9 observations parmi lesquelles nous en trouvons : 1° deux dans lesquelles l'opération, pratiquée 2 *heures* après la mort de la mère, a donné un enfant qui a vécu quelques minutes, dans l'observation rapportée par M. Letenneur (page 21 ci-dessus), et un enfant qui a survécu dans l'observation de M. le docteur Juglar, rapportée par M. de Kergaradec, qui l'a extraite de la thèse de M. Devillers, sous le numéro 70. (Voyez page 23).

2° Une, 2 heures 1/2 après ; l'enfant, dit M. Conor, était encore vivant (Voy. p. 23) ; 3° une, 3 *heures après* ; c'est celle de M. Cosson, de Quintin, rapportée à la page 22 et sur laquelle nous ne saurions trop appeler l'attention de M. Depaul, et de tous ceux qui, comme lui, ne cherchent

que la vérité. 4° Une 4 *heures 1/2 après*, qui donna deux
petites jumelles de 6 mois, lesquelles vécurent de demi-
heure à trois quarts d'heure. (Voy. p. 22-23); 5° trois,
24 *heures après* : une, rapportée par le père Debreyne,
(Voy. p. 21); une par M. Trébuchet dans la *Jurisprudence
Médicale* (Voy. p. 22), et la troisième par Gardien;
c'est celle de la princesse Pauline Schwartzemberg (Voy.
p. 19); 6° enfin la fameuse observation de St-Raimond-
Nonnat, dans laquelle on ne craint pas de nous dire que
cet enfant fut extrait *trois jours après* la mort de la mère.

Je comprends, j'excuse et j'approuve même l'incrédulité
de M. Depaul et de tout homme sensé à l'encontre d'une
pareille assertion. Quelque extraordinaire qu'elle nous
paraisse, nous ne saurions nous dispenser d'un examen
sérieux.

Il s'agit donc d'analyser les faits que l'on nous présente,
de les discuter et de les soumettre à une critique que le
sens commun et une saine expérience puissent accepter.

Si l'observation de M. Cosson de Quintin, qui donne la
preuve incontestable qu'un enfant a été trouvé vivant 3
heures après la mort de la mère, est admise comme un fait
acquis désormais à la science, il est évident que nous
n'avons aucun doute à émettre sur les observations de MM.
Letenneur, Juglar et Conor, où l'opération n'a été faite
que 2 heures, 2 heures 1/2 après. Nous acceptons sans
difficulté l'affirmation de ce dernier confrère relativement
aux deux jumelles de 6 mois extraites vivantes 4 *heures*
1/2 après.

Quant aux observations relatives aux enfants rencontrés
vivants, 24 heures après la mort de leur mère, le doute est
non seulement permis, mais il commande un examen
sévère sur les faits que l'on donne à l'appui de cette asser-

tion. Il s'agit ici de trouver autant de probité que de science dans les personnes qui ont attesté de pareils faits. Il suffit en effet d'avoir des sens; il suffit de voir, pour apprécier si un enfant vit ou s'il est mort. Or les trois cas de survie de l'enfant, 24 *heures après* la mort de la mère, nous sont rapportés, l'un par le docteur Debreyne qui, à sa qualité de médecin, réunit celle de religieux. Il nous dit que cette opération, jugée inutile par les médecins qui avaient été invités en vain à la pratiquer, donna, après ce laps de temps, un enfant qui vécut *quelques heures.*

M. Trébuchet cité par par MM. de Kergaradec et Letenneur rapporte dans la *Jurisprudence Médicale,* en 1833, qu'un mari tua sa femme enceinte de plus de 8 mois et que *le lendemain,* les magistrats faisant procéder à l'ouverture du cadavre, l'enfant donna, au moment de son extraction, (24 *heures après la mort) quelques signes de vie.*

Gardien est le narrateur du fait relatif à la princesse Pauline de Schwartzemberg. Nous avons cru voir, dans le caractère et la capacité des personnes qui ont rapporté ces faits, des garanties suffisantes pour ajouter foi à leur affirmation.

Il reste à examiner d'une manière un peu plus sévère le fait de St-Raimond Nonnat. Nous ne trouvons ici ni médecin, ni magistrat, pas même un religieux qui nous inspire le même degré de confiance. Aussi ne sommes-nous pas étonné de l'exagération dans laquelle on est tombé quand on a affirmé que l'enfant avait été extrait 3 *jours* après la mort de la mère. Le fait est assez grave pour qu'il soit rapporté dans sa plus grande extension. J'ouvre l'Embryologie sacrée, chap. XII, pages 126 ot 127 et je trouve :

« Sa mère (de Raimond-Nonnat), après une grossesse

très-fâcheuse, fut dangereusement malade vers le temps de ses couches et tomba dans une faiblesse mortelle. Les médecins l'accablèrent de remèdes, l'espace de 24 heures. Rendue à elle-même pour quelques moments, elle ordonna qu'on l'ouvrît après sa mort, pour sauver son fruit. Elle expire et ses parents sollicitent l'opération. Les médecins et les chirurgiens refusèrent opiniâtrement de la faire; leur prétexte était que la *maladie de la mère s'étant communiquée à l'enfant*, il devait avoir subi le même sort, ou que du moins les remèdes violents qu'on lui avait fait prendre, devaient avoir fait périr l'enfant. Leur résistance dura *trois jours* que le corps passa sans être inhumé, parce que l'on attendait pour les obsèques une personne de considération et qui était parente; c'était un vicomte. Celui-ci, en arrivant, apprend ce dont il s'agissait et reprend avec force le refus des chirurgiens : « Quel risque trouvez-vous, leur « demanda-t-il, dans l'opération césarienne? Vous croyez « que l'enfant est mort; constatons le fait : on doit des « égards à l'intention d'une mère mourante : peut-être « avez-vous raison de croire l'enfant sans vie; mais la « Providence a des ressources que nous ne connaissons « pas. » Aussitôt le vicomte prend son poignard et ouvre le côté de la mère. A l'instant l'enfant vivant présente le bras; on le retire plein de santé et il parvint dans la suite des temps à une éminente sainteté. »

Concluons avec Hilden, continue l'auteur, que : « Il « faut plutôt ouvrir cent corps de femmes enceintes, quand « on devrait le faire sans succès, que de laisser périr même « un seul enfant dans le sein de sa mère. »

Nous lisons dans Godescard, tome 1, page 389, édition de 1834 : « St-Raimond Nonnat, naquit en 1204 à Portel, « au diocèse d'Urgel en Catalogne, et dans une note de

« l'auteur, les mots suivants : On lui donna le surnom de
« *Nonnat*, parce que sa mère était morte avant sa nais-
« sance, on le tira de son corps par l'opération césarien-
« ne..... » On ne doit tenter cette opération, ajoute l'auteur,
« que quand on a des *preuves certaines* que la mère ne vit
« plus ; autrement on s'exposerait à lui donner la mort,
« etc... » J'ai cru devoir transcrire cette note pour donner
la preuve aux antagonistes de l'opération césarienne que
le zèle religieux qui recommande cette opération dans
l'intérêt spirituel de l'enfant, s'arrête pourtant devant la
crainte de nuire à une femme dont la mort ne serait qu'apparente, puisqu'il exige des *preuves certaines* de sa mort.

Est-ce à dire pour cela que nous croyions que Saint-
Raimond ait été retiré du sein de sa mère *trois jours après
sa mort*. Nous n'hésitons pas à dire que nous ne pouvons
y croire. Mais est-ce une raison pour nier que St-Raimond
ait été extrait du sein maternel par la section abdominale ?
Voudrait-on faire de St-Raimond un mythe ? Car il ne
faut s'étonner de rien quand on a eu la folie de tenter ce
procédé à l'égard de Notre Seigneur Jésus-Christ. Nous
ne sommes pas tenté d'adopter de pareilles absurdités
pour sortir d'embarras. Nous adopterions plus volontiers à
l'égard de la mère de St-Raimond l'opinion que plusieurs
célébrités de la Faculté de médecine de Paris émirent dans
une consultation signée par eux et par Rioland à l'occasion
de cette dame de Bruxelles qui, étant morte le jeudi à 10
heures du soir, accoucha d'un *enfant vivant* de 7 mois, le
samedi à 10 heures du matin. (Voyez page 54.) Sans pouvoir préciser le moment de la mort de la mère de Saint-
Raimond, il est plus rationel, ce me semble, de penser que
la mort n'a été qu'apparente les deux premiers jours, que
de nier le fait, puisqu'il n'est pas dit que le corps qui, trois

jours après le décès, aurait dû présenter des signes de putréfaction, en offrît quelque trace.

· Nier le fait de l'existence de St-Raimond, nier le fait du mode de sa naissance serait aussi absurde que de croire à la survie d'un enfant dans le sein de sa mère trois jours après sa mort réelle. Or, comme St-Raimond a réellement existé, puisqu'il est un des personnages des plus éminents par sa sainteté dont l'Eglise nous a transmis l'histoire authentique ; comme le fait de sa naissance qui s'est effectuée en dehors des voies naturelles est d'une authenticité irrécusable, il ne reste donc plus qu'à admettre que la mort de la mère n'a été réelle que postérieurement à l'époque où on l'a crue telle.

Cette observation ne laisse pas que d'être fort instructive sous bien des rapports. Elle présente deux côtés bien distincts, un qui repose sur une vérité incontestable ; c'est l'existence du sujet et la manière dont il est entré dans ce monde et un côté qui repose sur une erreur évidente ; c'est le moment de la mort réelle de la mère qui, par les raisons que nous avous données, ne peut être celui que les historiens nous ont fait connaître. Un autre enseignement aussi utile que grave pour les médecins, c'est le langage plein de sens que le vicomte tient aux médecins qui s'étaient refusés de faire l'opération, parce que, disaient-ils, la maladie de la « mère s'étant communiquée à l'enfant, celui-ci devait « avoir subi le même sort. » Or, l'événement donna une preuve manifeste de leur erreur ou de leur ignorance. Ce fait offre en outre un enseignement des plus importants ; c'est que si les médecins, soit à cause du genre de maladie dont la mère était affectée, soit à cause du laps de temps qui s'était écoulé depuis l'instant où sa mort a été supposée réelle, se sont crus suffisamment autorisés pour assurer

que l'enfant était réellement mort; ce fait, dis-je, malgré
son ancienneté qui n'enlève rien à son authenticité, devrait
suffire aux médecins pour être plus circonspects dans leurs
jugements en pareille matière. Ils éviteront toujours de
semblables déceptions en pratiquant toujours l'opération
césarienne.

Si je cherche à établir la proportion des enfants qui survivent dans les deux catégories, je trouve que dans la
catégorie des opérations faites immédiatement après la
mort, elle est presque égale (4 sur 7) à celle des opérations
pratiquées de la 10e à la 30° minute (5 sur 8). Ce dernier
résultat est d'ailleurs rassurant pour le médecin, parce
qu'il donne l'espoir d'être aussi utile à l'enfant dans l'une
comme dans l'autre de ces catégories. D'ailleurs, il est rare
que l'on trouve toujours un médecin qui puisse faire l'opération immédiatement, à moins qu'il n'ait été averti avant
la mort de la mère et qu'il n'assiste à ses derniers moments.
Mais dans les cas de mort subite, on ne pense avec raison
qu'à porter secours à la mère et ce n'est que lorsque tout
espoir de la rappeler à la vie est perdu qu'on pense alors
au sort de l'enfant dont l'intérêt est bien minime aux yeux
de certaines personnes. Or, il s'écoule toujours plus de dix
minutes, avant qu'on se soit décidé à faire pratiquer l'opération. En pareil cas, le devoir le plus impérieux exige
qu'on s'assure bien de la mort réelle de la mère avant de
procéder à l'extraction de l'enfant. Il faut donc un temps
assez long pour acquérir cette certitude. C'est aussi dans
le cas où l'enfant, n'ayant reçu aucune influence morbide
de la part de la mère, peut survivre plus longtemps à la
mère. Les faits cités, l'un par M. Trébuchet (femme assassinée par son mari), l'autre par Gardien (la princesse
Pauline de Schwartzemberg, morte en peu de temps par

suite de brûlure), expliquent la raison pour laquelle on a rencontré quelques restes de vie, chez l'enfant, 24 heures même après la mort de la mère.

Quoique M. Depaul prétende que « les éléments qui ont « servi de base à la statistique de M. le docteur Devilliers « ne sont pas de nature à donner une grande importance « aux résultats qu'on essaierait d'en tirer ; » quoiqu'il ajoute que « l'auteur ne s'est pas fait illusion sur ce point « et qu'il est loin de garantir l'authenticité de tous les « faits qu'il a réunis », je pense qu'avant de nier des faits qui peuvent contrarier une théorie préconçue, il faut prouver la non existence de ces faits. Ainsi M. Devilliers rapporte sous le nº 70, une communication du docteur « Juglar où il s'agit d'une opération pratiquée par ce der- « nier *deux heures apres* la mort de la mère et qui eut pour « résultat la naissance d'un enfant *qui a vécu.* » (de Ker- « garadec, pages 37 et 38.) Pour que M. Depaul ait raison, il est tenu de prouver ou que cette opération n'a rien d'authentique ou que l'opération n'a pas eu lieu *deux heures après* la mort de la mère et que l'enfant n'a non-seulement pas vécu, mais n'a pas même été trouvé vivant.

Tant que ces preuves ne nous auront pas été données, nous sommes raisonnablement autorisé à penser qu'un enfant peut non-seulement naître vivant, mais peut même poursuivre son existence quand il a été extrait par l'opération césarienne *deux heures après* la mort de sa mère.

Que M. Depaul soutienne qu'un enfant a plus de chances de vivre quand il aura été extrait demi-heure ou une heure au plus après le décès, tout le monde sera de son avis ; mais la question qui s'agite consiste à savoir si l'on ne peut pas rencontrer un enfant vivant après ce laps de temps. Nous avons donné des preuves suffisantes pour démontrer l'erreur dangereuse dans laquelle est tombé notre honorable confrère sur ce point essentiel.

Il s'agit maintenant de rechercher le degré d'influence qu'exercent sur la vie des enfants les diverses causes qui ont déterminé la mort de leurs mères.

D'après le tableau de Riecke, aucune des huit femmes (le quart) qui ont succombé, soit par suite d'un travail long et pénible d'enfantement, soit par suite de manœuvres au moyen du forceps ou de la version, n'ont donné d'enfants vivants. Les exemples fournis par MM. Rigaudeaux, de Douai, (page 11), Echasseriau, de Lyon, et Otterbourg, (page 13) ne donnent aucune preuve contradictoire puisque les mères délivrées soit par la version, soit par le forceps, n'étaient que dans un état de mort apparente, et qu'elles ont été rappelées à la vie avec leurs enfants. On peut donc raisonnablement supposer que cette vie latente de la mère a suffi pour entretenir celle de l'enfant dans ces derniers cas.

Les maladies chroniques que nous supposons être au nombre de trois, dans ce même tableau de Riecke, n'ont également donné que des enfants morts, tandis que sur 4 maladies aiguës, nous trouvons un enfant extrait vivant. Cependant en dehors de ce tableau, nous rencontrons 4 femmes mortes à la suite de maladies *longues* : deux d'entr'elles donnent des enfants morts, et deux, des enfants qui non seulement ont été retirés vivants, mais qui ont vécu ; l'un de ces derniers enfants a été extrait par M. Loweg. (page 64), et l'autre est le fameux St-Raimond Nonnat (pages 71 à 75). Ainsi sur 22 cas de maladies dont le caractère n'est pas signalé, nous trouvons 6 enfants extraits vivants, soit 1 enfant vivant sur 3 opérations et 2/3.

Parmi les affections dont la nature est désignée, nous

trouvons 10 cas d'hémorragie par insertion du placenta au col utérin qui ont donné 6 morts et 4 vivants. Trois autres femmes mortes d'hémorrargie, deux par suite de rupture de varices, l'une sur le pied, l'autre à la vulve, et une autre par suite d'une blessure qu'elle a reçue dans le vagin en s'asseyant sur un corps tranchant, n'ont donné que des enfants morts.

Un tiers environ des enfants peuvent être rencontrés vivants dans les cas d'insertion anormale du placenta. Les cas d'hémorragie par la rupture des varices paraissent être plus funestes aux enfants, puisque aucun d'eux n'a été trouvé vivant.

Sur 4 maladies du cœur auxquelles les mères ont succombé, il y a deux enfants morts et 2 vivants.

Quatre cas de phtisie pulmonaire nous fournissent un nombre d'enfants morts égal à celui d'enfants trouvés en vie, deux dans chaque catégorie. — Un cas de pneumonie donne un enfant mort ; un cas d'hémoptysie mortelle pour la mère permet d'extraire un enfant en vie.

Les affections cérébrales au nombre de 3 donnent 1 enfant mort et 2 vivants ; 1 cas de paralysie à gauche, 1 enfant vivant, et sur 3 cas d'éclampsie, 1 enfant mort et 2 enfants vivants.

Sur 2 cas de fièvre typhoïde, nous trouvons un enfant putréfié (Stoltz), et un enfant qui a vécu trente heures (de Garam).

Une femme qui a succombé à une angine gangréneuse, n'a donné qu'un enfant mort.

Enfin deux femmes dont l'une est morte à la suite d'une fièvre nerveuse (Riecke) et dont l'autre accouchée prématurément par M. Depaul pour cause de rétrécissement pelvien ont donné toutes deux un enfant vivant.

Il résulte de cette récapitulation qu'en y comprenant les 16 cas d'enfants morts signalés par M. Depaul, nous trouvons encore, sur un total de 66 opérations césariennes *post mortem* 23 enfants rencontrés vivants, ce qui établit une proportion d'un enfant vivant sur 2 20/23, c'est-à-dire sur 3 opérations environ. Quoique je n'aie pas une confiance absolue dans les statistiques, elles ont pourtant une certaine utilité, parce que si elles n'établissent pas les faits dans leur réalité rigoureuse, elles donnent toujours une appréciation approximative, très-utile à connaître. J'ai donc raison de soutenir qu'une pareille proportion d'enfants trouvés encore en vie à la suite de l'hystérotomie faite sur la mère morte, doit non-seulement exciter la sollicitude des médecins, mais leur impose même de ne jamais négliger une pareille opération.

Pour nous résumer sur le degré d'influence qu'exercent sur la vie de l'enfant les diverses causes qui ont donné lieu à la mort de la mère, il résulte de nos recherches : 1° que les femmes *réellement* mortes par suite d'un travail long et pénible ou de manœuvres au moyen du forceps ou de la version n'ont jamais donné d'enfants vivants ; 2° que les maladies du cœur, la phtisie et la fièvre typhoïde, qui ont fait succomber les mères n'ont déterminé la mort que sur la moitié des enfants avant l'opération ; 3° que plus du tiers des enfants ont été trouvés vivants dans les cas d'hémorragie par insertion anormale du placenta ; 4° les deux tiers dans les cas d'éclampsie, et 5° les trois quarts dans les cas d'affections cérébrales.

Pour n'enlever à M. Depaul aucun des avantages qu'il a cru tirer des arguments qu'il a présentés en faveur des liens étroits qui mettent la vie de l'enfant sous la dépendance de la vie de la mère, je citerais textuellement les réflexions dont Riecke a fait suivre la statistique de ses opérations césariennes. Il dit à la page 388 des *Archives générales*, citées à la page 59 : « Dans les versions prati- « quées après la mort de la mère, on n'a pas sauvé un seul « enfant. Une preuve remarquable et frappante, ajoute-t- « il, de la connexion étroite qui existe entre la vie de la « mère et celle de l'enfant renfermé dans son sein, c'est « que, de tous les enfants nés dans le Wurtemberg depuis « 1821 jusqu'en 1825, après la mort de leur mère, tant à « l'aide de l'opération césarienne que du forceps et de la « version, un seul a été conservé en vie. »

Cette conclusion m'étonne en présence du nombre d'enfants vivants que Riecke déclare avoir été trouvés vivants à la suite des sections abdominales opérées sur les femmes mortes. Si notre confrère d'outre-Rhin ne veut tenir compte que du seul enfant qui a continué à vivre, sa proposition n'a pas la moindre valeur.

Il aurait fallu, pour porter un jugement sérieux sur ce fait, qu'il en eût rapporté l'observation dans tous ses détails; c'eût été pour lui chose facile puisqu'il ne s'agis- sait que d'un seul fait; mais le fait des enfants qui ont été rencontrés vivants, quelque courte qu'ait été leur exis- tence, est tout à fait en opposition avec sa conclusion, parce qu'il démontre de la manière la plus évidente que si cette connexion avait été aussi étroite que le dit Riecke, on n'aurait non-seulement pas trouvé un enfant vivant sur 4 opérations *post mortem*, mais encore moins un enfant vivant *deux heures* après la mort de la mère, comme il l'a signalé dans son tableau. Est-ce dans les cas d'accou- chements laborieux, dans les cas de tentatives infructueu- ses de versions et d'application de forceps que notre confrère allemand trouve la preuve de cette connexion étroite entre la vie de la mère et celle de l'enfant? Il faut convenir que notre confrère de Stuttgard n'a pas compris l'énorme différence qui existe entre l'action qu'exercent sur la vie de l'enfant les phenomènes mécaniques d'un accouchement laborieux ou des manœuvres obstétricales qui ont fait succomber la mère et l'influence qu'exercent sur l'enfant les diverses maladies qui determinent la mort de la femme enceinte avant le travail de l'accouchement. Aussi ce n'est certainement pas à cette connexion étroite entre la vie de la mère et celle de l'enfant qus l'on peut attribuer la mort de celui-ci dans les cas de la première catégorie (action dynamique ou mécanique de l'accouchement artificiel suivie de la mort de la mère), puisque l'on trouve des enfants vivants dans les cas où la mère succombe à l'action unique d'une maladie quelconque en dehors de tout travail d'accouchement. L'enfant a donc une vie indépendante qui lui permet quelquefois de résister plus ou moins victorieusement, non-seulement à l'influence de la maladie de sa mère (observations de MM. Laforgue, de Garam, Loweg), mais même à des violences mécaniques artificiel-les qui tuent le plus souvent les enfants (observations de Mme Julien).

On trouve dans le troisième cahier du 10ᵉ volume des *Annales de Heidelberg*, une observation comparative de l'opération césarienne chez la femme vivante avec la même opération pratiquée chez la femme morte, par le docteur Reuter. « Quelle que soit, dit ce médecin, la dif-« ficulté des indications à saisir pour l'opération césarienne « chez une femme vivante, cette difficulté est plus grande « encore, quand il s'agit d'opérer sur une femme qui vient « de succomber à une mort subite. Dans ce dernier cas, « ces indications dépendent de la certitude que l'on peut

« avoir de la vie de l'enfant et de la mort de la mère ;
« mais cette dernière certitude ne peut être acquise dans
« l'espace de temps où l'opération doit être faite pour
« sauver la vie de l'enfant, à moins que la vie de la mère
« n'ait cessé par une cause extérieure évidente. Cet
« espace de temps est tout au plus de trois heures, dit le
« docteur Reuter. Pour ce qui concerne la certitude de la
« vie de l'enfant, chez une femme morte subitement, on a
« de plus grandes difficultés pour y parvenir que chez une
« femme vivante qui peut, par les sensations qu'elle éprou-
« ve, donner des indications ; de plus, l'enfant participe
« plus ou moins de *l'état maladif* qui a précédé la mort
« *subite* de la mère ; ses mouvements sont plus faibles,
« moins intenses et moins sensibles, à cause du manque
« de réaction de la matrice. » Quoique M. Depaul ne soit
pas de l'avis du docteur Reuter, quant aux difficultés
qu'apporte la mort de la mère dans la constatation de la vie
de l'enfant, j'avoue que je partage de préférence l'opinion
du médecin allemand, en fesant pourtant mes réserves sur
l'influence de la maladie de la mère sur l'enfant dans un
cas de mort subite. Je crois au contraire que cette influence
est bien moindre à la suite d'une mort subite de la mère
que lorsque la mort est arrivée graduellement à la suite
de la maladie ; mais j'admets sans peine que le seul fait de
la mort subite porte assez de trouble dans la circulation
fœtale, pour ne pas permettre d'entendre les pulsations du
cœur et ne pas autoriser l'abstention de l'opération césarienne à cause de l'absence de ces pulsations.

« L'opération, ajoute M. Reuter, offre encore plus de
« difficultés que chez la première. En effet, morte subite-
« ment ou dans un état de mort apparente, le sang stagnant
« dans les veines, s'échappe avec plus de facilité et donne

« lieu à des épanchements considérables, circonstances
« qui, dans l'état d'inertie et de flacidité de la matrice,
« rend moins sûre la main de l'opérateur et donnent, en
« cas de mort apparente, une des complications les plus
« fâcheuses. Chez la femme vivante, au contraire, la ma-
« trice est plus ferme, plus résistante et s'oppose, par ses
« contractions, mieux que tout autre moyen hémostatique
« à l'épanchement du sang qui est aussi moins à craindre,
« parce que les vaisseaux veineux sont moins distendus. »
(*Gaz. Méd.* de Paris, 1835, page 22,)

Je tiens à donner, dans tous ses détails, la narration du
docteur Reuter, pour prouver à M. Depaul que je ne vou-
lais rien omettre de toutes les réfléxions que ce confrère
d'outre-Rhin a présentées en faveur des idées de notre
confrère de Paris.

Le docteur Reuter se livre aux considérations que je
viens de signaler, à l'occasion de deux opérations césariennes dont l'une a été pratiquée sur une femme vivante,
à cause d'une étroitesse du bassin et qui n'a survécu que
huit jours, après avoir donné un enfant vivant; l'autre,
sur une femme morte subitement et qui, quoique opérée
immédiatement, n'a pourtant donné qu'un enfant mort.

A coté de réflexions judicieuses et importantes, nous
en trouvons qui reposent plutôt sur des idées théoriques
que sur des idées pratiques. Il est de la dernière évidence
que la plus grande difficulté qui se présente, quand il
s'agit d'opérer une femme enceinte morte subitement,
c'est d'avoir d'abord la certitude de la mort de la mère et
l'espoir de rencontrer l'enfant vivant. « La certitude de
« la mort de la mère, dit M. Reuter, n'existe pas dans
« l'espace de temps où l'opération doit être faite, à moins,
« ajoute-t-il, que la vie de la mère n'ait cessé par une

« cause extérieure évidente. Cet espace de temps, dit-il,
« est tout au plus de *trois heures*. » Quant à nous, nous
pensons que cette précaution d'attendre *trois heures* ne
doit être prise que dans le cas où l'on ignorerait la cause
de la mort. Mais si la mort de la mère a été produite par
une cause extérieure ou par un accident quelconque
qui ne donne aucun espoir de ramener la vie chez la
femme, on ne peut mettre trop d'empressement à faire
l'opération. Mais si la cause de la mort subite est tout à
fait inconnue et inappréciable et laisse le médecin dans le
plus grand doute, la plus grande perplexité, en pareil cas,
quels que soient les signes certains de la vie de l'enfant,
il n'est pas permis de procéder à l'opération césarienne
avant que la certitude de la mort de la mère soit entièrement acquise. Le docteur Reuter donne au plus trois
heures. Trois heures sont un laps de temps trop court pour
avoir la certitude de la mort de la mère et trop long pour
ne pas compromettre l'existence de l'enfant, surtout quand
l'auscultation a permis d'entendre les battements de son
cœur. Je crois avoir démontré qu'on peut acquérir cette
certitude plus tôt. (Expérience de M. Plouviez, p. 10).

Après ces réserves qui me font approuver les réflexions
du docteur Reuter, je dois avouer que je ne puis partager
son opinion relativement aux difficultés que présente,
d'après lui, la constatation de la vie de l'enfant. Je crois
au contraire que c'est dans le cas de mort subite de la
mère qu'on a plus de chances pour obtenir la certitude de
la vie de l'enfant, à moins que cette mort subite n'arrive
à la suite d'une affection chronique de la mère qui aura
sourdement miné la constitution du fœtus et qu'elle n'ait
même fait succomber celui-ci avant la mère. Mais en
dehors de cet état exceptionnel dans les morts subites, les

mouvements de l'enfant, la circulation fœtale donnent la plus grande certitude de sa vie. Cependant la non perception des pulsations du cœur fœtal ne seraient pas une preuvé certaine de la mort de l'enfant. La mort de la mère peut porter à la circulation du fœtus un trouble momentané qui parfois disparaît par des soins empressés et ces soins seront d'autant plus efficaces que l'opération sera faite plus tôt.

M. Reuter me paraît avoir un peu exagéré les difficultés de l'opération qu'il trouve plus grandes après la mort de la mère, parce que, dit-il, « le sang stagnant dans les « veines, s'échappe avec plus de facilité, circonstance « qui, dans l'état d'inertie et de flacidité de l'utérus, rend « moins sûre la main de l'opérateur. » Pour ma part, j'ai fait une fois cette opération chez la femme vivante et ne sais combien de fois chez la femme morte ; j'affirme que chez la femme morte, les difficultés sont presque nulles en comparaison de celles que l'on rencontre chez la femme vivante. Chez celle-ci, le moindre mouvement, une quinte de toux peut faire échapper les intestins, malgré tout le soin que l'aide le plus intelligent pourra mettre pour s'y opposer. Si l'opération césarienne est pratiquée, comme cela arrive souvent, après un travail impuissant qui aura fait tomber la matrice dans l'inertie par épuisement, on peut être en présence d'une hémorragie qu'un défaut de contractilité, après l'opération, aurait produite, en entraînant la mort de la mère qu'on eût sauvée, sans cet accident quelquefois imprévu. Chez la femme morte au contraire, si on a le soin, comme on doit le faire chez la femme vivante, d'inciser l'utérus sur la ligne médiane, après avoir corrigé son obliquité latérale qui est presque constante, il est rare que l'on soit inquiété par cette effusion de sang veineux dont parle M. Reuter. Cela peut certainement arriver: mais ce sera lorsque, mettant trop d'empresse-ment dans l'opération, le chirurgien aura fait l'incision sur le côté de la matrice qui présente là des vaisseaux ovariques très multipliés et très-distendus par le sang.

Je n'admets pas avec M. Reuter que la matrice soit dans l'état de flacidité et d'inertie qu'il signale dans les cas où l'opération aura été pratiquée immédiatement après une mort subite. Dans ces cas, la vie organique qui disparaît la dernière est encore en possession de ses phénomènes et de ses facultés vitales. La contractilité organique et la contractilité de tissu qui se prolongent plus longtemps ont encore toute leur énergie, et l'on a vu la matrice, à peine vidée du produit de la conception, se rétracter, après la mort, au point de rentrer presque dans l'excavation du bassin. Évidemment sur ce point M. Reuter n a fait que de la théorie. Il conviendra facilement que ce n'est pas sur-tout dans un cas de mort apparente que la matrice eût présenté le caractère de flacidité et d'inertie qu'il signale . Je ne comprendrais cet état que si la femme, opérée immé-diatement après la mort, avait succombé à une maladie d'épuisement.

Il faut convenir que, quelque intérêt que présentent les statistiques que l'on donne sur les opérations césariennes *post mortem*, il est difficile d'y trouver tous les détails qu'on serait en droit d'exiger pour avoir des données cer-taines soit sur le genre d'affection auquel la mère a succombé, soit sur les rapports qui existent entre la mort et la survie des enfants avec la nature de la maladie de la mère et le laps de temps qui s'est écoulé entre le moment de la mort de la mère et celui de l'opération. Ces lacunes qui n'ont pas toujours été remplies par les hommes les plus

distingués et les plus consciencieux ont fourni à M. Depaul
une occasion trop favorable de rejeter les observations qui
ne lui offraient pas les détails qu'il désirait.

Riecke, à qui on ne refusera certainement ni le talent ni
la probité scientifique que l'ont peut exiger d'un homme
honorable, a cru donner une satisfaction suffisante à la
science, en se contentant de dire que les 32 opérations
césariennes dont il fournit le tableau avaient été pratiquées, *la plupart, peu de temps après la mort de la mère*.
Il eût certainement mieux servi les intérêts de la science,
s'il avait pris la peine de donner l'analyse de chaque observation avec les détails nécessaires pour faire ressortir,
dans chacune d'elles, l'influence que la mort de la mère,
le laps de temps écoulé depuis sa mort jusqu'au moment
de l'opération, avaient exercé sur la vie de l'enfant. Mais
de ce que ces détails manquent, s'en suit-il qu'il ne faille
tenir aucun compte de ces observations? (7 enfants extraits
vivants dont 1 a survécu — 1 enfant vivant sur 4 opérations et demie environ).

De toutes les recherches que nous avons faites le plus
minutieusement que nous avons pu, il résulte que le
nombre des enfants extraits morts du sein de leur mère,
au moyen de l'opération césarienne, est d'autant plus
considérable qu'il y a plus de temps écoulé entre la mort
de la mère et le moment de l'opération ; mais que, quelque
restreint que soit le nombre d'enfants trouvés vivants, il
est quelques faits rares qui démontrent suffisamment
l'existence d'un enfant vivant, plus d'une heure et même
plusieurs heures après la mort de la mère. Exemples : la
princesse Pauline de Schwartzemberg ; le fait cité par
M. Trébuchet ; le fait même de St-Raimond Nonnat, et
celui du docteur Cosson de Quintin (3 heures) etc.

M. Depaul cherche à prouver qu'après la mort de la mère, on trouve plus d'enfants morts que d'enfants vivants ; et il fait observer avec raison qu'on s'est toujours hâté de publier les succès et qu'on n'a pas mis le moindre empressement à faire connaître les revers. Tout le monde sera facilement de son avis. Mais là, encore une fois, n'est pas la question. Il s'agit de savoir si l'enfant ne peut pas, même exceptionnellement, vivre après la mort de la mère. Si ce fait est acquis à la science, je ne trouve pas de bonnes raisons pour autoriser l'abstention, quand la mère ne doit recevoir aucun dommage de l'opération. Je crois l'abstention coupable, même pour les cas où le médecin aurait déclaré réelle la mort de l'enfant, parce que les erreurs médicales sur ce point ne sont pas rares.

M. Depaul nous présente un faisceau de seize observations qui prouvent que tous les enfants ont été trouvés morts, quoique l'opération césarienne eût été pratiquée immédiatement ou peu après la mort de la mère. J'en trouve pour mon compte 43, en réunissant à celles de M. Depaul, les 25 de Riecke, 1 de M. Stolz et 1 de M. Toulmouche. Mais ce serait ici le cas de bien examiner la nature des causes qui ont déterminé la mort des enfants. Ce n'est pas en donnant des statistiques générales, dans lesquelles on se contente d'exposer le résultat brut des morts et des survies, qu'on peut apprécier au juste et d'une manière vraiment scientifique, la part d'influence qu'a exercée sur l'enfant chacune des causes qui a pu en déterminer la mort. Il est fâcheux que l'Académie Impériale de Médecine de Paris, qui avait compris la nécessité d'étudier ces causes, en mettant au concours, pour le prix Capuron, la belle question : « De la mort de l'enfant dans « l'accouchement, » ait cru devoir l'écarter pour toujours.

Elle aurait pu même donner à cette question une plus ample extension en l'intitulant : « De la mort de l'enfant « pendant la grossesse et pendant l'accouchement ; » car bien des enfants ne naissent morts dans l'accouchement que parce qu'ils ont été malades pendant la grossesse. La science ne peut donc que regretter le retrait indéfini d'une pareille question qui, si elle avait reçu une solution, n'aurait pas laissé que de jeter un grand jour dans la discussion actuelle. Il n'eût pas été indifférent de voir la part faite à certaines maladies, à certains accidents dans leur influence sur la vie de l'enfant, soit avant, soit après la mort de la mère. Espérons que cette Compagnie savante, toujours jalouse d'agrandir le domaine de la science, reviendra d'une décission qui la priverait pour toujours, peut-être, de documents importants, tout en admettant que cette question soit difficile à résoudre.

Ainsi loin de conclure avec M. Depaul que la mort si fréquente du fœtus, après la mort de la mère, tient à la connexion intime de la circulation maternelle avec celle du fœtus, je crois devoir plutôt l'attribuer à l'influence de certaines maladies (1), aux accidents et surtout aux manœuvres plus ou moins laborieuses de l'accouchement. Quelque soin que j'aie apporté à connaître la nature des causes qui avaient pu exercer leur influence funeste sur les enfants, je n'ai pu, sur les 43 cas d'enfants morts,

(1) De ce que certaines maladies de la mère ont une influence funeste sur la vie de l'enfant, il ne s'ensuit pas que la mort de celui-ci soit due à cette connexion intime qui lie la vie de la mère à celle du fœtus. Si cette connexion était aussi intime, aussi étroite que le pensent MM. Depaul, Riecke et Reuter, on ne devrait jamais trouver d'enfants vivants, 2 heures après la mort de la mère (Riecke), et encore moins *trois heures après*, (M. Cosson, de Quintin). (Voyez page 70.)

extraits après la mort de la mère au moyen de la section césarienne, je n'ai pu, dis-je, signaler cette cause que sur 27. Ces 27 cas sont divisés comme il suit : 10 cas d'hémorragie due 2 fois à la rupture de varices ; 1 fois à une perforation des parties génitales et 7 fois à l'implantation anormale du placenta ; 2 fois à l'hypertrophie du cœur ; 1 fois à l'éclampsie : 2 fois à la phtisie ; 1 fois à l'apoplexie ; 1 fois à l'angine gangréneuse ; 1 fois à la fièvre typhoïde ; 1 fois à la pneumonie, et 8 fois à des manœuvres obstétricales. Il est bien regrettable sans doute de ne pas connaître les causes qui ont pu déterminer la mort des 16 autres femmes qui n'ont donné que des enfants morts après l'opération.

Tels qu'ils sont, je trouve néanmoins ces renseignements suffisants pour prouver que la mort de l'enfant est bien plus souvent le résultat de causes mécaniques ; telles que contractions trop énergiques et trop longtemps soutenues de l'utérus, tentatives infructueuses et plus ou moins répétées de version ou d'application du forceps, causes qui constituent, d'après le relevé de Riecke, le quart des femmes mortes, ou bien le résultat d'une asphyxie fœtale due aux hémorragies par insertion anormale du placenta, lesquelles, toujours d'après Riecke, ont donné la mort à plus du tiers des femmes.

Ainsi si aux 43 cas d'opérations césariennes qui n'ont donné que des enfants morts, j'en ajoute 15 qui ont donné des enfants vivants, je trouve 58 opérations. C'est donc la proportion d'un enfant vivant sur 3 13/15, soit 1 sur 4 opérations environ. Cette proportion serait plus avantageuse encore si nous avions recueilli les faits de Cangiamila, qu'une saine critique peut admettre ; mais pour entrer dans les vues restrictives de M. Depaul, nous n'en avons pas tenu compte. Nous ne pensons pas pour cela qu'ils soient tous apocryphes. Nous adoptons d'autant plus volontiers les proportions que nous avons présentées qu'elles sont conformes à la statistique de Riecke. M. Depaul conviendra que cette statistique n'est pas des plus favorables à la survie des enfants, puisque le quart des opérations césariennes n'avait été pratiqué que par acquit de conscience, sans doute, dans des cas où des tentatives infructueuses de version ou d'application de forceps avaient puissamment contribué à la mort des enfants. En bonne règle, ces derniers cas au moins devraient être écartés du tableau présenté par Riecke. Or ce tableau comprenant ces derniers cas, nous donne cependant encore 7 enfants vivants dont un seul, il est vrai, a survécu sur 32 opérations. Si nous retranchions le quart, qui est 8, des enfants morts sous l'influence des causes mécaniques que nous venons de signaler, il resterait 24 opérations qui auraient donné le même nombre d'enfants vivants : ce qui ferait alors la proportion d'un enfant vivant sur 3 opérations et 3/7.

Si maintenant nous examinons le nombre des enfants qui ont survécu à l'opération, pratiquée immédiatement ou peu de temps après la mort de la mère, nous en trouvons 7 sur 15 qui ont prolongé leur existence. (Riecke, 1. page 58. — Bonnet de Poitiers, 1. — Huguier, 1. — Loweg, 1. page 64. — Campbell, 1, page 65. — Laforgue, 1, page 67. — Binaut, de Lille, 1, pages 67-68). On ne nous accusera pas d'exagération, parce que, sur 15 opérations faites dans les conditions ci-dessus désignées, nous aurions pu, à la rigueur, élever à 10 le nombre des enfants survivants. Ainsi : 1° l'enfant de M. Boucher de la ville Jossy, est mort le 21ᵉ jour à la suite du muguet suivi d'ictère ; 2° l'enfant extrait par M. Leroy-Desbarres, né vivant, n'a pas été compris parce que nous n'avons pas trouvé de détails sur sa vie ultérieure, et 3° enfin l'enfant, extrait par M. Depaul qui convient lui-même que cet enfant n'a succombé qu'à cause de son développement imparfait, ne fait pas partie de notre tableau. Sans l'addition de ces trois derniers enfants qui pouvaient facilement y être admis, nous trouvons cependant ce résultat assez beau pour engager les médecins à redoubler de zèle à faire cette opération dans le plus bref délai et pour que la loi en impose l'obligation.

2º Au point de vue légal.

Nous soutenons que la législation actuelle est insuffisante, autant sous le rapport de l'intérêt que doit inspirer l'enfant que sous le rapport de l'indépendance dont doit jouir le médecin dans l'exercice de son ministère.

D'abord l'art. 77 du code Napoléon est ainsi conçu :
« Aucune inhumation ne sera faite sans une autorisation
« sur papier libre et sans frais, de l'Officier de l'Etat civil
« qui ne pourra la délivrer qu'après s'être transporté
« auprès de la personne décédée, pour s'assurer du décès,
« et que, 24 heures après le décès, hors les cas prévus par
« les règlements de police. »

M. Frochot, dans un arrêté relatif aux déclarations de décès et inhumations, en date du 21 vendémiaire, an IX, (13 octobre 1800), érige en principe que tout individu dont le décès, quoique apparent, n'est pas physiquement constaté, doit être considéré comme existant encore.

M. Delessert, par une ordonnance du 6 septembre 1839, défend, *avant l'expiration des 24 heures, toute opération* pouvant convertir la mort apparente en mort réelle.

M. de Rambuteau, dans une instruction du 25 juillet 1844, défend de procéder, avant ce délai légal (24 heures), à l'ensevelissement, à la mise en bière, au moulage, à l'autopsie et à *toute autre opération* dont un corps peut être l'objet.

Dans un arrêté du 15 avril 1839, portant création d'un comité d'inspection pour la vérification des décès, l'article

2 s'exprime ainsi : « Ils (les médecins inspecteurs des
« décès) devront *conseiller*, *selon les cas*, l'autopsie des
« femmes mortes en état de grossesse ; et si la visite du
« médecin n'avait pas encore eu lieu, ils *l'exhorteront*, *par*
« *une note cachetée*, laissée à domicile, à s'unir à eux *pour*
« *demander* cette opération dans le but de sauver l'enfant
« chez lequel la vie pourrait n'avoir pas cessé. »

« Rien n'est plus clair, dit M. Devergie, que la lettre
« et l'esprit de ces articles. Quant au texte de la loi, il n'a
« jamais fait allusion à des opérations de ce genre. Si
« donc la loi garde le silence sur cette opération, elle ne
« la défend pas, et tout ce que la loi ne défend pas est
« permis. »

Si la loi était aussi explicite que le pense M. Devergie ;
si la lettre et l'esprit des articles relatifs au sujet qui nous
occupe étaient aussi clairs qu'il le dit, on n'aurait pas vu
un directeur d'hôpital, un homme qui, par le poste élevé
où il est placé, doit posséder le degré d'intelligence voulu
pour comprendre non seulement la lettre, mais l'esprit de
la loi, on n'aurait pas vu, dis-je, un homme ainsi placé,
s'opposer à l'ouverture du cadavre d'une femme, quand la
vie de l'enfant, après la mort de sa mère, se révélait par
des signes évidents, sous prétexte que les règlements s'y
opposaient. (Voyez ci-dessus pages 8 et 9, et M. de Kergaradec page 53). Il faut donc que l'esprit de la loi et des
règlements faits pour son éxécution ait été singulièrement
obscurci par la lettre de cette loi et de ces règlements.
Or si une pareille interprétation a eu lieu au sein de la
capitale du monde civilisé, à combien d'erreurs semblables
et funestes n'est-on pas exposé, dans des localités où de
pareils employés ne sont pas censés avoir un si haut degré
d'intelligence?

Il est donc bien prouvé qu'on s'attache plus souvent et plus facilement à la lettre qu'à l'esprit de la loi. C'est pourquoi nous pensons que la loi, dans une question aussi grave et qui touche à la vie d'un être humain, ne peut jamais être trop explicite dans sa lettre, afin d'éviter toute fausse interprétation qui puisse, dans un cas semblable, condamner à mort un enfant qu'on aurait pu sauver.

On remarquera même un certain luxe dans les textes de loi qui peuvent atteindre le médecin et nous ne nous en plaignons pas. On va d'ailleurs en juger :

Art. 1382 du code civil : « Tout fait quelconque de « l'homme qui cause à autrui un dommage, oblige celui « par la faute duquel il est arrivé, à la réparer.

Art. 1383 : « Chacun est responsable du dommage qu'il « a causé, non-seulement par son fait, mais encore par sa « négligence ou par son imprudence.

Art. 319 du code pénal : « Quiconque, par maladresse, « imprudence, inattention, négligence ou inobservation « des règlements, aura commis involontairement un ho- « micide ou en aura involontairement été la cause, sera « puni d'un emprisonnement de 3 mois à 2 ans et d'une « amende de 50 à 600 francs. »

Il résulte que le médecin a plus à se préoccuper de se mettre en garde contre les atteintes de ces nombreux ar- ticles de loi qu'il n'est encouragé et encore moins invité à sauver un enfant dont la vie dépend de la promptitude plus ou moins grande qu'il mettra à le dégager, par l'opé- ration césarienne, de la prison où il est enfermé.

Dans cette crainte que l'arsenal légal ne contribue pas peu à augmenter en lui, le médecin se trouvera heureux de s'appuyer sur des paradoxes scientifiques soutenus malheureusement par des hommes spéciaux, pour échapper plus sûrement à des ennuis ét à des tracasseries qui auraient pu lui nuire. Aussi, fort de cet appui, un médecin qui aime ses aises, indifférent à l'endroit de la vie ou du salut spirituel d'un enfant, ne manquera pas d'affirmer, même sans preuves positives (les exemples ne sont pas. rares), que l'enfant est mort sous l'influence de la maladie qui a fait périr la mère. D'autrefois, il prétendra que l'opération est inutile, parce que l'enfant n'est pas arrivé à l'époque de la viabilité. D'autrefois, enfin, il dira qu'il ne veut pas se compromettre, attendu qu'il n'y a que la putréfaction qui soit le signe le plus certain de la mort de la mère et qu'après avoir attendu le développement de ce signe, il n'est plus possible de trouver l'enfant vivant. Le délai est trop long.

Il faut donc convenir que notre législation, par le silence qu'elle garde et la liberté qu'elle laisse au médecin d'agir ou de s'abstenir, par la menace des articles dont il serait passible, est implicitement plus hostile à l'enfant qu'elle ne lui est favorable. Elle semble dire à l'homme de l'art : Vous pouvez agir ; mais c'est à vos risques et périls. Si vous jugez plus prudent de vous abstenir, la loi n'a pas d'action sur vous. Dans une pareille alternative le choix ne sera pas douteux. Que pourra-t-on reprocher au médecin qui prendra le parti de l'abstention ? Eh bien ! nous croyons, nous, que dans un pays chrétien, chez une nation qui a la juste prétention de marcher à la tête de la civilisation, une pareille législation n'est pas en harmonie avec les devoirs d'une pareille société.

A Dieu ne plaise que nous évoquions des lois d'un autre temps qui condamnaient à mort le médecin qui refusait de retirer un enfant supposé vivant du sein de sa mère morte. Nous sommes de notre siècle et sans demander des lois aussi sévères, nous croyons satisfaire aux vœux les plus légitimes de l'humanité, en demandant la consécration du principe au moyen d'une réforme légale qui, en écartant du médecin cette épée constamment suspendue sur sa tête, non-seulement l'encourage à remplir son devoir, mais l'oblige même, au nom de l'ordre social, à pratiquer avec les précautions que l'art indique, la gastro-hystérotomie, sans exception aucune sur toutes les femmes mortes enceintes.

Mais n'y aurait-il aucune exception? A mon avis, il devrait n'y en avoir aucune, par la raison qu'une opération inutile ne saurait nuire à la mère dans le cas de mort constatée et qu'une erreur commise à l'égard d'un enfant vivant qui aurait été déclaré mort par le médecin lui-même serait toujours un acte préjudiciable à l'enfant. Le médecin seul serait tenu de par la loi à pratiquer l'opération césarienne dès l'instant que la certitude de la mort de la mère serait acquise; et pour faciliter le plus grand nombre de ces opérations, la loi devrait autoriser d'une manière formelle les internes des hôpitaux à la pratiquer toutes les fois qu'il y aurait urgence et qu'il serait impossible d'avoir recours à un docteur en médecine. Il serait même à désirer que la loi interdît toute intervention apparente de la part des personnes étrangères à l'art.

Bien des personnes penseront qu'il suffirait d'imposer cette obligation aux médecins dans les cas seulement où les enfants seraient parvenus à l'époque de la viabilité. Les faits rapportés, l'un par Brouzet, relatif à la femme de Marseillan (page 51. — De Kergaradec, 36), et l'autre, par moi, relatif à cette dame qui, pendant l'allaitement de son enfant, ne se croyait enceinte que de 5 mois, et qui mit au monde une fille parfaitement à terme (page 52);

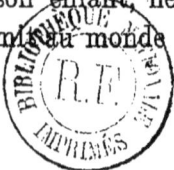

7

ces faits joints à ceux de quelques femmes qui, dans les
trois ou quatre premiers mois de leur grossesse, ont leurs
règles et qui pourraient ne se croire enceintes que du
moment où cet écoulement sanguin périodique aurait tout
à fait disparu, suffisent pour obliger à pratiquer l'opération parce que, comme chez la femme de Marseillan, il
pourrait se faire que, par exception, l'enfant survécut et
que, comme dans les autres cas, il pourrait arriver que la
femme fut grosse depuis plus longtemps qu'elle ne le
pensait.

Au point de vue de l'humanité, je regarde comme tout
à fait oiseuse la question de viabilité ; mais au point de
vue des intérêts légaux de l'enfant et du père, il n'en est
pas ainsi. Cependant il faut que l'on sache bien que la loi
n'a fixé que d'une manière implicite et incidente l'époque
de la viabilité fœtale. Cette tâche ne pouvait appartenir
qu'à la science, et c'est à elle que le législateur a dû avoir
recours pour l'établir dans les cas ou il était important
d'en fixer l'époque. Ainsi au point de vue scientifique, nous
avons vu combien il était difficile de fixer d'une manière
invariable l'époque de la viabilité. La loi, très-incompé-
tente en pareille matière, devait donc user d'une réserve
encore plus grande. Aussi comme l'observe M. de Kergaradec, le mot *viable* ne se rencontre que trois fois dans le
Code Napoléon, savoir, aux articles : 314, 725 et 906. (de
Kergaradec, page 22.)

Art. 314 : « L'enfant né avant le 180ᵉ jour du mariage,
« ne pourra être désavoué par le mari, dans les cas sui-
« vants : 1° s'il a eu connaissance de la grossesse avant
« le mariage; 2° s'il a assisté à l'acte de naissance, et si
« cet acte est signé de lui ou contient sa déclaration qu'il
« ne sait pas signer; 3° si l'enfant n'est pas déclaré
« *viable.* »

Art. 725 : « Pour succéder, il faut nécessairement
« exister à l'instant de l'ouverture de la succession.

« Ainsi, sont incapables de succéder :

« 1° Celui qui n'est pas encore conçu;
« 2° L'enfant qui *n'est pas né viable* ;
« 3° Celui qui est mort civilement »

Art. 906 : « Pour être capable de recevoir entre vifs
« il suffit *d'être conçu* au moment de la donation. — Pour
« être capable de recevoir par testament, il sufît *d'être*
« *conçu* à l'époque du décès du testateur. — Néanmoins
« les donations ou le testament n'auront leur effet qu'au-
« tant que l'enfant *sera né viable*. »

Quelque accessoire que soient ces documents dans la
question qui nous occupe, ils ont pourtant une très-grande
importance en ce qu'au lieu de ralentir le zèle des médecins, ils devraient au contraire l'exciter, non pas seulement
au point de vue de l'humanité, mais encore au point de
vue des intérêts de la famille qui peuvent être frustrés par
l'abstention. En effet l'abstention peut faire perdre et le
bénéfice de la vie à l'enfant et le bénéfice d'une succession
à l'enfant et à ses héritiers.

Il y a tout à gagner en faisant l'opération : 1° l'accomplis-
sement d'un devoir qui est la plus douce des récompenses ;
2° la chance d'assurer une succession à l'enfant et une
part proportionnelle à ses héritiers, si l'enfant reconnu
viable meurt après l'opération, et 3° d'assurer les mêmes
avantages à l'enfant lui-même si, par une exception heureuse, quoique rare, il venait à survivre. J'ai donc raison
de dire qu'il y a tout à gagner et rien à perdre en faisant
l'opération et que, par une de ces exceptions semblables à
celle que nous a fournie la femme de Marseillan, on peut

prouver que la viabilité de l'enfant n'est pas invariablement fixée au 180ᵉ jour de la conception, quand l'enfant continue à vivre.

On vient de voir que les articles 725 et 906 rendent capable de succéder ou de recevoir, soit par donation, soit par testament, pourvu que l'enfant soit conçu au moment du décès du testateur.

On voit quelquefois des collatéraux intéressés à une succession qui leur échapperait, si l'enfant naissait vivant et viable, s'opposer à une opération qui pourrait les débouter de leurs espérances. En pareil cas, on fera jouer tous les ressorts d'une sensibilité feinte, de l'incertitude de la mort de la mère, de l'horreur qu'inspire une semblable opération et du respect même que l'on a pour le corps de la défunte. On voit d'autrefois un mari soumis à la domination que les parents ont su exercer sur lui, ou retenu par un sentiment d'abnégation personnelle et de vive affection pour son épouse morte, partager les opinions des parents de sa femme.

Cependant, au milieu de cette famille dont les membres ont tantôt des opinions divergentes, tantôt une opinion unanime pour s'opposer à une opération qui peut donner un enfant vivant, le médecin se trouve sans autorité, sans indépendance. Le silence de la loi le condamne à se soumettre humblement à l'arrêt d'une famille mue par des sentiments d'intérêt cupide, ou à la volonté d'un mari ignorant qui se constitue ainsi, comme dans les temps payens, l'arbitre souverain de la vie ou de la mort de son enfant. Je connais pour ma part trois faits où, sans pouvoir certifier qu'on eût trouvé les enfants vivants, le médecin a renoncé à faire l'opération, soit en déclarant fort légèrement que l'enfant était mort, soit pour éviter toute lutte

avec la famille. J'en connais deux autres pour lesquels le
médecin a formellement refusé d'opérer, assurant, sur
une simple présomption, que l'enfant était mort. Dans ces 5
cas de femmes mortes enceintes, l'inhumation a eu lieu
sans que l'enfant fût préalablement retiré du sein de la
mère. Eh bien ! je soutiens qu'il y a là une déplorable
lacune dans la loi et que cette lacune porte une atteinte
grave à l'ordre social. Je ne pense pas que la Société ait
le droit de priver un être humain de la prolongation de la
vie que l'art médical pourrait lui procurer. Je ne pense
pas que sur ce point, la famille ait un droit supérieur à
celui de la société qui est tenue de protéger toutes les
existences et les existences même douteuses. Accorder,
au milieu des institutions chrétiennes qui, seules, ont civilisé le monde, un pareil droit aux familles, ce n'est pas
seulement consacrer l'ancien droit payen, c'est se placer
au-dessous de la civilisation payenne. Il suffit de citer le
passage suivant extrait d'une loi qu'on trouve dans le
Digeste, et que quelques auteurs attribuent à Numa :
« *Negat mulierem quæ prægnans mortua sit, humari,*
« *antequàm partus ei excidatur. Qui contrà fecerit, spem*
« *animantis cum gravidâ peremisse videtur.* » M. de
Kergaradec, à la page 7 de sa brochure, nous assure que
cette loi de Rome payenne, protectrice de la vie des enfants
est encore en vigueur dans beaucoup de nations modernes.

Il faut convenir que nous sommes bien inférieurs sur ce
point et à la civilisation payenne et à ces nations qui ont
eu la sagesse de conserver ce qu'il y avait de bon et d'utile
dans cette législation. Il faut donc que cette lacune de la
loi soit comblée, si nous ne voulons pas descendre du rang
élevé que nous avons si légitimement occupé dans les

temps où nos lois étaient plus en harmonie avec l'ordre chrétien.

Dans l'état actuel de notre législation, il est triste de voir le médecin, obligé de s'incliner devant la volonté d'une famille, mue par des motifs d'intérêts qu'on n'ose pas souvent avouer. Il est triste de penser que le prêtre soit exposé à voir ses conseils et ses exhortations dédaignés et à n'emporter que la satisfaction d'avoir employé, quoique en vain, les moyens de persuasion en faveur de l'enfant.

Je comprends tous les ménagements dont devrait user, dans des circonstances aussi douloureuses, ceux qui seraient chargés de l'exécution de la loi. Mais encore faudrait-il que tout le monde fût bien convaincu que nul n'a le droit de ravir à un enfant les chances de vie qu'une opération peut lui donner après la mort de sa mère. Maintenant comme toute loi comporte une pénalité contre ceux qui l'enfreignent, cette pénalité ne serait relative qu'aux cas où les enfants auraient dépassé le 180e jour de la grossesse, d'après la décision du médecin.

Pour les avortons, il n'y aurait plus que la question religieuse dont les préceptes ne peuvent être imposés que par la conviction. Ainsi les Juifs, pour lesquels le baptême n'est pas une obligation religieuse, ne sauraient être soumis à cette injonction. Mais comme il peut arriver, ainsi que nous l'avons démontré par des exemples, que la grossesse soit plus avancée qu'on ne le croit, le médecin seul doit avoir l'autorité suffisante pour prescrire et pratiquer l'opération césarienne, s'il suppose que l'enfant est arrivé à l'époque de la viabilité. Maintenant quelle sera l'époque à laquelle l'opération césarienne sera légalement obligatoire? Le fait du nouveau-né de Marseillan est exposé par Brouzet avec des détails suffisamment circonstanciés pour être autorisé à fixer cette époque à 5 mois révolus soit au 150e jour de la grossesse. Ce qui n'impliquerait pas la nécessité de changer l'époque de la viabilité légale fixée au 180e jour, autant dans l'intérêt de la légitimité que dans l'intérêt des droits que la viabilité confère à l'enfant et à ses héritiers. Au-dessous de ce terme de 180 jours, la question serait du domaine exclusif de l'ordre religieux.

J'ajouterai néanmoins que si l'art. 393 du Code Napoléon, prévoyant le décès du père, pendant la grossesse de la mère, veut qu'il soit nommé un curateur au ventre par le conseil de famille, il est donc bien établi que la loi protège d'une manière particulière la vie de l'enfant d'un père défunt. Or si la loi protège l'enfant quand le père est mort, elle lui doit la même protection, après la mort de la mère qui peut, dans certains cas, renfermer dans son sein un enfant encore vivant. Il n'en est pourtant pas ainsi, si la famille de la mère ou le père lui-même a le droit de s'opposer à l'opération césarienne dans le cas surtout où le médecin déclarera que l'enfant est vivant ou qu'il peut être rappelé à la vie.

Je ne saurais partager à ce sujet l'opinion de M. Depaul qui dit (page 7) : « que la loi ne pouvait rien prescrire à à cet égard et qu'elle a sagement fait en laissant au mé- « decin sa liberté d'action, etc. » Je ne vois pas trop comment le médecin a sa liberté d'action, quand notre honorable confrère ne craint pas d'avancer dans sa 13e conclusion que « le médecin *n'a pas plus le droit*, dans « cette circonstance (mère morte enceinte, l'enfant supposé « vivant) que dans la pratique ordinaire de la chirurgie, « d'opérer sans le consentement de la famille. » Il fait là

« concession que « en cas d'opinions différentes, c'est
« celle du mari qui prévaut. » De sorte que si le mari
croit être trop chargé du nombre d'enfants que lui a déjà
donnés sa femme, il aura, d'après M. Depaul, le droit souverain de supprimer un enfant, en s'opposant à une opération qui pourrait augmenter sa famille en lui donnant
un enfant vivant !

Malgré toute la déférence que j'ai pour le talent de mon
savant confrère, il comprendra, je pense, le motif qui
m'empêche de partager son opinion sur un point aussi
important et qui attaque les intérêts les plus graves de
l'humanité, de la morale et de la religion.

Je pose en principe que le médecin qui croira rencontrer
un enfant vivant dans le sein d'une femme morte n'a pas
plus le droit, en vertu de sa profession, de se refuser à
pratiquer l'opération césarienne que la famille ou le mari
de la défunte n'a le droit de s'y opposer. Ce prétendu droit
n'est autre chose que le devoir imposé à la société de sauver
tout être humain dont la vie est en péril, et pour que ce
devoir puisse être rempli, la loi doit appui et profection à
celui qui, par ses connaissances spéciales et les obligations
de sa profession, est en état de porter un secours efficace
à l'être dont la vie est en danger.

J'ajoute que cette protection et cet appui doivent être
donnés au médecin, même contre la volonté d'une famille
qui s'opposerait à l'opération, toutes les fois que le médecin déclarerait que l'enfant est vivant ou peut l'être et
qu'il est parvenu ou peut être parvenu à l'époque de la
viabilité. Voilà ce que la loi devrait nettement exprimer et
sous ce rapport je forme le même vœu que feu M. Hatin.
C'est dire et prouver suffisamment, à mon avis, que la
législation actuelle ne suffit pas, non-seulement pour

sauvegarder les droits professionnels des médecins, mais ne lui donne pas même l'autorité nécessaire pour accomplir ses devoirs envers l'enfant.

M. Depaul ne tient compte que des devoirs envers la femme qui vient de *succomber*. Je comprends ces devoirs, si le médecin ne la suppose pas réellement morte ; mais le devoir se reporte tout entier sur l'enfant dont notre honorable confrère ne me paraît pas tenir assez de compte et qui, à mon avis, doit concentrer toute la sollicitude du médecin, le décès de la mère une fois bien établi.

Cependant, tout en partageant l'avis de la commission, M. Depaul ne paraît pas très satisfait de sa décision, puisqu'il regrette *vivement*... qu'elle se soit contentée d'une *simple analyse* du mémoire de M. Hatin et de la courte conclusion que M. Devergie, rapporteur de cette commission, nous a donnée. M. Depaul n'est pas plus satisfait des nouvelles conclusions qu'elle a communiquées, en rendant compte du mémoire de M. Laforgue et de l'observation de M. Binaut. Notre confrère ajoute même que ces conclusions « ne suffiront pas pour faire cesser les craintes et les « incertitudes exprimées par M. Hatin. » Et cependant il ne laisse pas que de partager l'avis de cette commission. Je ne me permettrai pas de penser que cette adhésion à des conclusions qu'il est loin d'approuver soit chez M. Depaul le fait d'un parti pris. Pour ma part, je me rangerais plus volontiers à son avis, quand il dit que : « l'Académie ne peut et ne doit faire qu'une chose, c'est de « montrer, sans sortir du domaine scientifique, dans « quelles circonstances il faut agir et quand, au contraire, « il est indiqué de s'abstenir. » Or, l'Académie, par l'organe de sa commission, déclare que la législation actuelle est suffisante ; elle a jugé inutile de s'expliquer

sur les droits que doit avoir le médecin d'agir toutes les
fois qu'il suppose un enfant vivant, d'agir même contre
es vues intéressées de la famille. Si elle parle de l'indépendance dont doit jouir le médecin, c'est plutôt en faveur
de son abstention qu'en faveur de son action. M. Depaul
me paraît n'avoir fait son mémoire que pour consacrer et
et autoriser, au point de vue de l'abstention, cette
indépendance qui rend le médecin seul appréciateur de
son intervention ou de son abstention, et cependant
notre honorable confrère se range du côté de la commission, tout en n'étant pas satisfait de ses conclusions. Je
déclare pour ma part que je me trouverai mal à l'aise dans
une pareille position. Je pense donc que M. Depaul eût
préféré, comme moi, que l'Académie eût nettement
indiqué à l'autorité *tous les cas* où le médecin doit agir et
ceux dans lesquels il doit s'abstenir. L'autorité se reposant
sur un corps savant dont les lumières lui inspirent une
confiance bien plus grande et bien plus légitime que les
lumières d'un médecin qui n'a pour titre que son diplôme
et à qui, en vertu de ce seul titre, on accorde pourtant une
indépendance illusoire qui n'a pour règle que celle de sa
conscience plus ou moins éclairée. Comme si la conscience
la plus droite suffisait pour régler sûrement la conduite à
tenir dans des circonstances si délicates que le médecin le
plus exercé hésite pour le parti qu'il a à prendre ; comme si
la conscience enfin n'était pas, chez certains hommes, trop
souvent assez élastique pour leur faire commettre en son
nom les actes les plus contradictoires et quelquefois les
plus répréhensibles ! Il faut donc une règle et, autant que
possible, une règle sûre pour se conduire sans crainte dans
des circonstances aussi difficiles. Je me joins donc volontiers
à MM. Hatin, Laforgue, Bonnet et surtout à M. Devil-

liers pour faire disparaître cette lacune de nos lois qui
nous place, comme je l'ai dit, au dessous de la civilisation
de Rome payenne. Je réclame instamment avec ce dernier
confrère : « une ordonnance destinée à régulariser la
« conduite du praticien et à lui donner l'appui de l'auto-
« rité. » Comme lui, je demande « une décision formelle
« de l'Académie et même des *tribunaux*. Car l'état actuel
« de la législation et les décrets publiés sont insuffisants
« et ne protègent pas assez la vie de l'enfant contre la
« cupidité des membres de la famille qui sont intéressés à
« ce qu'un enfant parvenu à l'âge de la viabilité ne puisse
« pas hériter et transmettre à d'autres qu'à eux l'héritage
« qu'il a reçu avec la vie. »

Parmi les raisons que donne M. Depaul pour expliquer
l'opinion contraire qu'il professe, « ce sont, dit-il, les
« progrès de la science qui ont rendu moins fréquente
« l'opération césarienne après la mort de la mère et qui
« ont fait mieux apprécier les raisons qui, seules, peuvent
« légitimer une semblable intervention. » Je crois au
contraire avec M. Hatin que c'est à la fois à l'affaiblissement de la ferveur religieuse et surtout à la crainte que
des confrères peu exercés ont toujours d'encourir l'application des articles de la loi qui peuvent les atteindre en cas
d'erreur.

La raison que donne M. Depaul n'est vraie que pour des
hommes qui, comme lui, non-seulement se tiennent au
courant de la science, mais la font progresser. Mais pour
des praticiens de village, qui peut-être une fois dans leur
vie, se trouveront en présence d'un cas semblable et même
pour des médecins distingués qui ne se livrent pas à la
pratique des accouchements, notre confrère conviendra
sans peine que ce n'est pas par les progrès d'une science

qu'ils négligent, qu'ils s'abstiendront de l'opération césarienne, si toutefois un de ces cas rares venait à réclamer
leur intervention professionnelle. J'en ai dit assez pour
prouver que M. Hatin est plutôt dans le vrai et j'ajouterai
avec ce dernier que l'affaiblissement du sentiment religieux
a aussi une grande part dans cette abstention.

M. Depaul trouve que « la loi et les règlements qui ont
« sagement cherché à prévenir le danger des inhuma-
« tions précipitées n'ont pas montré moins de sollicitude
« pour l'enfant pendant cette période de la vie qu'il passe
« dans la cavité utérine. » (page 7).

Si notre confrère veut bien se rappeler le texte de l'arrêté du 15 avril 1839, portant création d'un comité d'inspection etc. (voyez pages 93 et 94), il conviendra , que, conseiller « selon les cas, l'autopsie des femmes mortes en état
de « grossesse et exhorter par une note cachetée laissée à
« domicile, le médecin à s'unir à eux (médecins inspec-
« teurs) pour demander cette opération dans le but de
« sauver l'enfant chez lequel la vie pourrait n'avoir pas
« cessé. » n'est pas une preuve de sollicitude bien vive
pour l'enfant. Si, de plus, M. Depaul consent à se rappeler
que, moins de 5 mois après le 6 septembre de la même
année, M. Delessert défend, avant l'expiration des 24
heures, toute opération pouvant convertir la mort apparente en mort réelle. » je ne crois pas faire injure à M. le
préfet de police de la Seine, en soutenant que cette sollicitude est bien plus grande pour la mère morte que pour
l'enfant vivant. Quand, dans l'arrêté du 15 avril, je vois
qu'il n'est question que de conseiller, selon les cas, l'autopsie des femmes mortes enceintes et d'exhorter par une note
cachetée laissée à domicile, le médecin à s'unir aux médecins inspecteurs non pas pour pratiquer, mais pour demander

seulement cette opération, etc..., en vérité quelque bonne volonté que l'on ait pour voir, dans cet arrêté, la sollicitude que M. Depaul signale en faveur de l'enfant, il faut convenir qu'on a besoin de s'y prêter beaucoup pour y croire.

Pour ce qui regarde la mère, c'est bien plus net et plus explicite et surtout plus impératif. M. Delessert, par son ordonnance du 6 septembre, défend, *avant l'expiration des 24 heures, toute opération* pouvant convertir la mort apparente en mort réelle. Ici point d'ambiguïté ; l'ordre est précis. Là tout est livré à l'arbitraire. *On conseille, on exhorte, on demande,* avant de la pratiquer, l'opération ; et si on se décide à la faire, il serait bien surprenant que l'enfant ne fût pas mort pendant le temps qu'on a perdu à conseiller, à exhorter, à demander par une *note cachetée laissée à domicile* chez le médecin qui n'est pas chez lui, qu'il veuille bien se joindre aux médecins inspecteurs pour délibérer si l'on fera ou non l'opération césarienne. Evidemment M. Depaul n'a pas lu avec toute l'attention qu'ils réclamaient, ces deux arrêtés. Il me suffit de faire appel à sa bonne foi pour qu'il apprécie à sa juste valeur le degré de sollicitude qu'a inspiré l'enfant dans ces arrêtés.

Ainsi l'article 312 du Code Napoléon autorise le père à désavouer l'enfant, s'il est né viable avant le 180e jour du mariage. L'art. 725 ne donne à l'enfant le droit de succéder qu'à la condition qu'il soit déclaré viable. L'art. 906, tout en lui donnant le droit de recevoir la donation, lorsqu'il est seulement conçu, ne rend valable cette donation, qu'autant qu'il est déclaré viable. L'art. 393 témoigne de la sollicitude de la loi à l'égard de l'enfant, dans le cas du décès du père, pendant la grossesse de sa femme, puisqu'il veut que le conseil de famille nomme un curateur au ventre. Pourquoi cette sollicitude n'est-elle pas exprimée dans un article spécial, dans le cas, rare à la vérité, où la mère morte enceinte peut donner un enfant vivant? Est-ce que l'intérêt qu'inspire l'enfant est moindre dans ce cas que lorsque le père meurt pendant la grossesse de sa femme?

Je ne comprends pas après cela que M. Depaul dise (page 7) « qu'il n'y a pas à se poser la question de savoir « si la loi reconnaît au médecin le droit de pratiquer « l'opération césarienne après la mort de la mère. La loi, « ajoute-t-il, ne pouvait rien prescrire à cet égard. Elle a « sagement fait, en laissant au médecin sa liberté d'action. « Seul, il est capable d'apprécier convenablement les « conditions diverses qui peuvent s'offrir à lui et modifier, « selon les cas, la détermination qu'il doit prendre. Il ne « peut et ne doit relever que de sa conscience et de son « savoir. » Voilà certes des expressions et des sentiments pleins de dignité et qui doivent attirer sur notre honorable confrère les sympathies du corps médical. Cependant je crois qu'il serait peut-être plus sage, pour augmenter notre considération dans la société, de nous attacher davantage à remplir avec exactitude les nombreux devoirs que nous impose notre pénible profession, plutôt que de revendiquer avec trop de prétention les prérogatives qui y sont attachées. Eh bien, il est facile de prouver que la loi ne donne pas au médecin un appui assez efficace pour lui permettre, en présence d'une famille opposante, *de ne relever que de sa conscience et de son savoir*. Sa conscience d'honnête homme l'oblige à sauver un enfant chez lequel la science a constaté une vie non douteuse. La volonté d'une famille intéressée suffit pour réprimer les élans de sa conscience et mépriser les données de sa science. Est-ce ainsi que, d'après M. Depaul, la loi a laissé au médecin sa liberté d'action? Est-ce là le droit que la loi reconnaît au médecin de pratiquer l'opération césarienne? Et la loi, d'après lui, ne pouvait rien prescrire à cet égard ! Je crois au contraire que , si l'autorité avait été suffisamment éclairée sur ce point si important par un organe aussi compétent que celui de l'Académie impériale de médecine de Paris, elle aurait pris des mesures plus efficaces, dans l'intérêt de l'enfant et qui eussent plus dignement assuré l'indépendance du médecin et relevé, d'une manière bien plus réelle, la dignité de sa profession, en l'affranchissant du joug imposé par les calculs honteux, l'ignorance ou la sensibilité exagérée des familles. Ainsi donc, contrairement à l'opinion de mon honorable confrère, la loi laisse, à ce sujet, une lacune à remplir.

M. Depaul aurait pu se dispenser d'invoquer les articles 316 et 317 du Code pénal qui ne me paraissent pas devoir se rattacher à la question qui nous occupe ; mais comme je tiens à ne pas laisser sans réponse les objections d'un aussi rude adversaire, je dirai que non-seulement les articles cités n'ont pas de rapport avec notre sujet, mais même que la comparaison n'en est pas heureuse. M. Depaul nous dit qu'il « faut bien se garder de confondre les actes criminels « et les opérations, de quelque nature qu'elles soient qui « sont réclamées par les lois de la morale et de l'huma- « nité; que les articles 316 et 317 du Code pénal punissent « le crime de castration et celui d'avortement et que la « crainte de cette pénalité n'arrête pas le chirurgien, « quand il a cru devoir, dans l'espoir de conserver la vie « à certains malades, recourir à l'une ou l'autre de ces « opérations. A-t-il éprouvé le besoin de réclamer un

« article de loi pour mettre sa responsabilité à couvert? »

Je ne vois pas le rapport qui peut exister entre l'opération césarienne sur une femme morte, opération au moyen de laquelle on peut sauver un enfant vivant, avec une opération de castration que le chirurgien ne fait qu'à la prière du malade qui ne peut être sauvé que par ce moyen. Dans le premier cas, c'est, si je ne me trompe, au moins un délit social imposé au médecin et commis à l'égard d'un enfant qui aurait pu vivre, si l'opération, jugée nécessaire par la médecine, avait été permise par la famille. Dans le second, la castration, qui est un crime quand on la pratique dans le but de mutiler l'individu à qui on la fait subir, devient une planche de salut pour celui qui la réclame pour un cas de cancer.

L'article 317 relatif à l'avortement, est à mon avis, un article encore plus mal choisi dans cette occasion. Je suis de ceux qui pensent que, dans l'intérêt de la vie de la mère, la provocation de l'avortement n'est non seulement pas permise, mais n'est jamais utile et encore moins nécessaire. J'ajouterai de plus que cette opération (l'avortement provoqué), loin d'être réclamée par les lois de la *morale*, est au contraire une triste preuve de décadence morale, parce qu'il n'est jamais permis de tuer un innocent, sous le spécieux prétexte de sauver sa mère. Je pourrais citer des faits qui prouvent que des femmes que des princes de la science avaient déclaré ne pouvoir être sauvées que par l'avortement provoqué, l'ont été sans l'emploi de ce moyen heureusement répudié par d'autres médecins consultants. Je possède moi-même deux cas tirés de ma pratique particulière qui viennent à l'appui de ce que j'avance. L'avortement provoqué avait été proposé comme seul moyen de salut; je m'y opposai et deux fois, malgré l'état alarmant de la mère, l'accouchement a donné un enfant bien portant et cet état n'a pas empêché une nouvelle grossesse dont les orages, à peu près semblables à ceux de la précédente, ont été dissipés par une grande frayeur du choléra qui obligea la femme à se déplacer. Un avis de M. Chomel, contradictoire à celui de M. Paul Dubois, donna un résultat semblable à celui que j'ai obtenu. Quand de pareilles erreurs sont commises par de tels hommes, il est bien permis de conclure que la question est au moins douteuse au point de vue scientifique. C'est ici le cas où il est prescrit de se conformer à l'axiome « *In dubio abstine.* »

Quant à moi, convaincu que la saine morale est toujours d'accord avec la véritable science, je crois fermement que l'avortement provoqué n'a sauvé que les mères qui auraient pu l'être sans son intervention, et que les femmes mortes enceintes ont succombé à une altération que l'avortement provoqué aurait avancée d'une manière plus rapide et plus sûrement fatale. Aussi nous déplorons sincèrement que l'illustre et savant Nægelé ait imprimé à sa belle réputation une tâche indélébile en se permettant de donner à l'un de ses ouvrages le titre suivant : *De jure vitæ et necis quod compedit medico in partû.* Nous acceptons volontiers le droit de vie et nous sommes heureux quand, par l'intervention de notre ministère, nous pouvons nous rendre le témoignage d'avoir sauvé une vie prête à s'échapper ; mais nous répudions le droit de mort, droit détestable et contestable qui, en opposition formelle avec la mission du médecin, qui consiste à guérir, à soulager (*mederi*), dépouillerait notre noble profession de cette auréole de bienfaisance qui fait sa gloire, en la rabaissant à un rôle indigne d'elle. Aussi je laisse à ceux de mes confrères qui pensent autrement que moi la responsabilité de leurs actes.

8

Je crois que M. Depaul est dans une grande erreur quand il dit que : « Si les législateurs, comme on paraît le « désirer, étaient mis en demeure de se prononcer sur de « semblables questions, leur premier soin serait de deman- « der l'avis des médecins et que ceux-ci, guidés par l'in- « térêt bien entendu des malades, et aussi par le sentiment « de leur propre dignité, n'auraient qu'à souhaiter qu'on « les laissât, comme par le passé, *maîtres de leurs* « *actions.* »

D'abord il n'y a pas le moindre rapprochement entre la castration et l'opération césarienne après la mort de la mère, l'enfant étant vivant. Dans le premier cas (la cas- tration), il ne s'agit que d'une question exclusivement chirurgicale et autorisée, désirée même par l'individu qui la subit. Dans le second cas (opération césarienne *post mortem*), comme pour l'avortement provoqué, ce n'est pas à des magistrats qui ne peuvent qu'appliquer les lois existantes qu'il faudrait s'adresser, mais plutôt à un casuiste bien instruit de toutes les circonstances et du véri- table état des choses. Il serait facilement prouvé au méde- cin qui prendrait cette sage précaution, que le sentiment de sa dignité professionnelle ne lui ferait pas souhaiter qu'on le laissât *maître de ses actions* dans des circonstances aussi délicates que celles de l'avortement à provoquer et de l'opération césarienne *post mortem*, l'enfant supposé vivant. Il est évident qu'il ne s'agit pas ici seulement de la personne sur laquelle on pratique l'opération. L'intérêt se porte sur deux êtres dans le cas d'avortement à provo- quer et sur l'enfant seul, encore caché sous les voiles maternels, dans l'opération césarienne pratiquée sur la femme morte. Quant à la question de l'avortement provo- qué, nous n'avons rien à ajouter à ce que nous avons dit.

Quant à l'hystérotomie *post mortem*, la véritable dignité de la profession impose le devoir de venir au secours d'un enfant dont on peut sauver la vie. En pareille circonstance le médecin n'est pas le maître de ses actions, il n'est pas libre de s'abstenir ; il doit agir et si son action bienfaisante est contrecarrée par quelque personne intéressée, le médecin doit trouver un appui efficace dans la loi qui jusqu'à présent est malheureusement muette sur ce point.

Monsieur Depaul demande si la loi qui protège toutes les religions pourrait obliger le médecin juif à pratiquer une opération césarienne dans le but unique de conférer le baptême à un enfant appartenant à des parents catholiques ? La réponse est facile. Si le médecin juif ne veut pratiquer sa profession que parmi ses corréligionnaires, il est évident qu'il n'est pas tenu à faire cette opération dans ce but, à moins pourtant qu'il ne soit bien certain que l'enfant n'est pas parvenu à l'époque de la viabilité ; car dans le doute, il doit opérer, non pas pour donner le baptême à l'enfant, mais pour tâcher de lui conserver la vie. Si le médecin juif possède la confiance de familles catholiques, son devoir professionnel l'oblige à se conformer aux désirs de ces familles, désirs respectables qu'il doit satisfaire même dans son intérêt et qui l'autorisent suffisamment à donner, en cas d'urgence, le baptême à l'enfant qu'il aura extrait, pourvu qu'en versant de l'eau naturelle sur sa tête, il prononce ces paroles : *Enfant, je te baptise au nom du Père et du Fils et du Saint Esprit. Ainsi soit-il.* Si les convictions religieuses du médecin juif lui donnent trop de répugnance pour accomplir cet acte, il doit se récuser et se faire remplacer par un confrère catholique. Mais la loi ne saurait l'atteindre pour un pareil fait. C'est à la fois une question de conscience, de haute convenance et de délicatesse professionnelle.

Il n'entrera dans l'esprit de personne de contester tout ce qu'a dit de si judicieux et de si éminemment pratique M. Depaul, sur l'époque de la viabilité. Il est déjà si difficile, surtout dans les hôpitaux, de conserver les enfants qui naissent après le 210ᵉ jour (7 mois) et même après le 225ᵉ jour (7 mois 1ᵢ2), qu'on ne peut disconvenir qu'il est encore plus difficile de les conserver quand ils naissent à une époque moins avancée.

Mais là n'est pas la question. Il est généralement reconnu qu'il n'y a pas de loi sans exception. Il s'agit donc de savoir s'il ne pourrait pas se présenter de ces cas rares et tout-à-fait exceptionnels, dans lesquels des enfants, nés avant le 180ᵉ jour de leur conception, auraient continué à vivre? M. Depaul les examine avec attention; il en a le droit et rend même, en procédant ainsi, un grand service à la science. Mais enfin, après cet examen scrupuleux, a-t-il des raisons suffisantes, péremptoires, pour les rejeter tous impitoyablement comme nuls et pour se débarrasser ainsi, par un procédé commode et facile, de toutes les objections qu'on peut lui faire et des conséquences qui découleraient naturellement de leur admission?

J'accorde sans peine à mon estimable confrère que, dans la presque totalité des cas, il n'y a pas de viabilité avant le 180ᵉ jour de la grossesse. Mais, sans être taxé d'une crédulité naïve et rejetant tous les faits qui ne sont pas appuyés sur des documents authentiques, il y aurait aussi une exagération de scepticisme et d'incrédulité pour les cas qui offrent des détails tellement circonstanciés, qu'il est impossible de les rejeter, sans parti pris d'avance. Pour moi, l'observation rapportée par M. de Kergaradec me parait revêtir des caractères suffisants pour la prendre en grande considération. Une femme qui accouche 6 mois après son dernier accouchement, qui donne un enfan si chétif qu'on ne le croit que de cinq; les difficultés que son éducation physique a présentées ; le développement étonnant qu'il est parvenu à acquérir à l'âge de 15 mois; tous ces détails me semblent assez concluants pour ne pas ranger ce fait au nombre des billevesées du moyen-âge. Je comprends que l'on soit plus rigoureux pour le fait relatif à Fortunio Liceti, dont l'observation est loin de présenter des documents aussi précis sur l'époque présumée de la conception. Il n'en est pas ainsi du fait de la femme de Marseillan, dont les preuves sont bien supérieures à celles de l'observation rapportée par Cardan.

Le fait de Cardan est relatif à une fille âgée de 18 ans, qui serait née à Milan, 168 jours (5 mois 18 jours) après un avortement. J'admets parfaitement avec M. Depaul l'existence possible, dans ce cas, d'une grossesse double qui en donne une explication satisfaisante, mais l'observation de Brouzet ne se prête pas à une pareille interprétation. Dans celle-ci, l'accouchement qui avait précédé était à terme. En conséquence, ce dernier fait a un dégré de certitude et d'autorité qu'on ne saurait lui refuser et qui le rend bien supérieur à celui de Cardan. C'est donc faire une assez large part au doute philosophique de M. Depaul, que de lui sacrifier les cas rapportés par Cardan, Valésius, Paul Amman, Schenckius et même celui qui est relatif au duc de Fézensac, devenu maréchal de Richelieu, déclaré viable par arrêt du Parlement de Paris, parce que ces faits manquent de détails circonstanciés. Il faut convenir que bien des faits curieux et instructifs n'ont pas été enregistrés dans les fastes de la science, à cause des lacunes regrettables qu'ils présentaient. C'est ce qui explique encore mieux la rareté de ces faits, qui serait bien moindre, si tous ceux qui en sont témoins, étaient assez amis de la science pour les recueillir et les transmettre avec le soin qu'ils exigent.

Je ne crois pas qu'il soit bien exact de dire que ces exceptions devraient se présenter dans tous les temps et dans tous les lieux. Ce ne serait plus alors des exceptions. Quoi de plus rare, en effet, que certaines monstruosités ! De ce que telles monstruosités se répètent plus souvent que d'autres, s'en suit-il qu'il n'y en ait pas de tellement rares qu'elles ne puissent être uniques dans leur espèce ? D'ailleurs, il me semble qu'au point de vue qui nous occupe, ces développements, très-précieux sous le rapport scientifique, ne sont qu'accessoires à la question que nous agitons.

Dans le cas d'opération avant le 180ᵉ jour de la grossesse, je suis surpris de voir ces mots à la page 37 de la brochure de M. Depaul. « Or, comme les hommes n'ont ni « la même ferveur ni les mêmes organes, il devient im- « possible de formuler des préceptes qui s'appliquent à « tous, et c'est surtout dans cette condition que le médecin « doit *demeurer libre d'agir selon sa conscience et ses convic-* « *tions.* Il ne lui appartient pas, cependant, de se laisser « entraîner par un excès de zèle, mais il *doit traiter avec* « *respect les désirs exprimés par les familles.* Toutefois, c'est « encore *à la science* qu'il doit s'adresser pour savoir dis- « tinguer les cas où il est raisonnable d'agir. » On ne peut, certes, s'exprimer en meilleurs termes et d'une manière plus adroite que ne l'a fait notre honorable confrère.

D'abord, il est évident qu'aux yeux de la loi, un enfant non viable n'offre pas le même intérêt que celui qui est viable. Mais la loi qui doit une protection toute particulière à l'enfant viable, a eu la prudence, comme l'a très bien démontré M. Adelon à M. de Kergaradec, de ne pas fixer d'une *manière explicite*, la viabilité au 180ᵉ jour de la grossesse. Or, s'il est prouvé, même par un fait unique, comme celui de Brouzet, qu'un enfant, né avant le 180ᵉ jour, a survécu, l'opération devrait être pratiquée même avant ce terme. Je dis en outre que, dans tous les cas, où l'époque de grossesse ne peut être précisée, l'opération doit être obligatoire de par la loi, d'après l'opinion du médecin, parce que tel enfant qu'on ne croirait pas viable, pourrait l'être, à cause d'un faux calcul sur l'époque présumée de la fécondation.

Si la loi n'a pas à se préoccuper du degré de ferveur religieuse de chaque individu, elle doit une protection égale à toutes les religions reconnues. Or, si la conscience d'un médecin rationaliste ou panthéiste, toujours fort élastique, lui prescrit de ne pas faire une opération qu'un père chrétien réclame dans l'intérêt spirituel de son enfant, le médecin est-il libre d'agir selon sa conscience personnelle? Je ne le pense pas. Je soutiens, au contraire, que la loi doit parler plus haut que la conscience d'un tel médecin, d'autant plus que son injonction, ne pouvant nuire à la mère, quand sa mort est bien constatée, donne une satisfaction légitime à la croyance du père qui, s'il n'obtient pas le résultat désiré, a du moins la consolation d'avoir fait son devoir. A ce point de vue, la liberté laissée au médecin serait une tyrannie insupportable. Comme tout le monde, il est et doit être soumis à la loi. D'ailleurs, M. Depaul a lui-même le soin de restreindre cette liberté du médecin en ajoutant qu'il ne lui *appartient pas de se laisser entraîner par un excès de zèle*. Il résulte du raisonnement de notre confrère qu'il ne défend la liberté et la conscience du médecin qu'en faveur de l'abstention, et qu'il n'a de sévérité que pour *l'excès de zèle* qui engagerait le médecin à faire l'opération contre la volonté des familles, l'enfant fût-il même reconnu vivant. Nous le disons hautement, un pareil respect serait, à notre avis, une honte pour l'humanité et l'humiliation la plus dégradante pour la profession médicale. Les familles vraiment honorables n'accepteront jamais, comme marque de respect, cette triste condescendance à laquelle le silence déplorable de la loi condamne le médecin en présence d'une opposition qui lui interdit l'intervention salutaire de son art, dans les cas même où sa science lui certifie la vie d'un enfant qui viendrait déranger les calculs intéressés de certains membres de la famille. Cette position faite au médecin étouffe non-seulement son indépendance, mais compromet de la manière la plus grave sa dignité au détriment des vrais intérêts sociaux. Il serait bien moins humiliant pour le médecin d'obéir à la loi que d'être condamné à subir la volonté de certaines familles.

Les réflexions que nous venons de faire au point de vue légal, démontrent assez que les articles 349 du Code pénal, 77, 1382 et 1383 du Code Napoléon, ainsi que les arrêtés explicatifs de ces divers articles, présentent plutôt des dispositions comminatoires contre le médecin qui les enfreindrait, qu'une injonction impérative en faveur de l'enfant qu'on pourrait sauver par l'opération césarienne *post mortem*. Si l'on examine attentivement l'arrêté du 15 avril 1839 (pages 93 et 94), il est facile d'y voir plutôt une concession qu'une injonction. Cette concession est faite avec tant de réserve que, par les mesures et les lenteurs préalables qui sont imposées par cet arrêté, elle équivaut plutôt à l'abstention qu'à l'exécution d'une opération dont le succès est en raison directe de la promptitude qu'on mettra à la pratiquer.

Ce n'est donc pas aux progrès de l'art, comme le dit M. Depaul, que l'on doit attribuer la rareté des opérations césariennes *post mortem*, mais bien aux dispositions prohibitives de la loi et à une concession illusoire d'un arrêté qui ne l'a faite qu'à titre de conseil et d'exhortation, avec injonction d'en faire la demande si le médecin de la famille ainsi que le médecin vérificateur des décès ont jugé l'opération nécessaire. Il est pour nous de la dernière évidence que ces dispositions restrictives du seul arrêté qui fasse mention de la femme morte enceinte, sont une des causes les plus réelles du ralentissement qui s'est opéré dans le corps médical à l'égard de l'opération césarienne après la mort de la mère.

Il nous reste à examiner si l'affaiblissement du sentiment religieux a sa part dans ce ralentissement qui est si manifeste, depuis quelque temps, dans la pratique de cette opération, surtout en France. Le tableau que nous a donné Riecke prouve que les médecins allemands ont plus de zèle que nous sous ce rapport.

3° Au point de vue Religieux.

———

Nous avons suffisamment établi que la loi ne peut avoir d'action coërcitive que pour les cas où le médecin déclare que l'enfant est viable. Mais lorsqu'il aura la *certitude* qu'il ne peut pas l'être, la loi ne peut pas exiger l'opération césarienne ; mais elle doit laisser le ministre du culte libre d'exercer sur la famille toute son influence en faveur de l'opération, toutes les fois que le médecin aura déclaré que la mort de la mère est réelle. Tous les intérêts seront ainsi sauvegardés et protégés : la vie de la mère, celle de l'enfant ; la dignité et l'indépendance du médecin bien comprises, ainsi que le respect dû à la liberté d'action de la religion catholique.

D'après la constitution qui nous régit, toutes les religions reconnues par l'État, jouissent d'une liberté égale et ont droit à la même protection. La religion catholique, qui, pendant plus de treize siècles, a été en France la religion de l'État et qui est aujourd'hui celle de l'immense majorité des Français, considère le baptême comme un de ses dogmes fondamentaux et un de ses sacrements les plus indispensables. Pour elle, ce sacrement doit être administré, toutes les fois qu'on le peut et par tous les moyens qu'on peut mettre en pratique et à toutes les époques de la grossesse. Il suffit que le nouvel être soit animé ou jouisse d'une vie apparente, pour que le baptême doive être administré.

Quelque intéressants que soient les développements dans

lesquels notre savant confrère ait cru devoir entrer, relativement au moment de l'animation de l'embryon , nous
croyons qu'ils sont plutôt du ressort d'une dissertation
théologique que d'une discussion médicale. Loin de condamner cette incursion dans le domaine religieux, je ne
puis que l'approuver, parce que j'y trouve une occasion
favorable pour démontrer que la profession médicale est si
noble qu'elle ne peut éviter, dans les circonstances les
plus graves de la vie de l'homme, de se trouver en présence des questions les plus ardues et les plus sublimes de
l'humanité , en présence des questions qui touchent aux
choses même du Ciel. Pour mon compte , je crois qu'il est
plus logique et plus sûr d'adopter l'opinion de ceux qui
admettent l'animation au moment même de la conception
ou de la formation du nouvel être.

Au point de vue physiologique, je déclare que l'abstention, dans les deux premiers mois de la grossesse , ne me
causerait pas grand scrupule, parce que, sans pouvoir
assurer d'une manière certaine que l'enfant soit vivant ou
mort , je crois qu'à cette époque , les chances de vie sont
bien moindres pour lui qu'à un terme plus avancé, quoique
les liens qui unissent alors l'œuf à la matrice soient bien
moins intimes qu'à une époque plus avancée de la gestation. Je crois, au contraire, que la vie fœtale a d'autant
plus d'énergie que la circulation placento-fœtale est plus
solidement organisée.

Dans les deux premiers mois de la grossesse , les
liens qui unissent l'œuf à l'utérus sont faibles et fragiles; la circulation fœtale est à peine ébauchée et
cette indépendance de l'œuf, plus grande en réalité dans
le premier mois de la grossesse , est bien moins favorable
à l'entretien de son existence, en dehors des secours mater-

nels fournis au moyen de l'absorption ou de l'endosmose qui lui apportent des matériaux bien plus importants à cette époque que ceux qu'une circulation encore imparfaite peut à peine lui fournir. La mort de la mère tarissant la source de ces éléments endosmosiques, l'embryon doit nécessairement succomber avec sa mère ou très-peu de temps après son décès, si la maladie a été surtout de nature à infecter ses humeurs. Dans le cas ou la mère aurait succombé à un accident imprévu qui aurait déterminé une mort prompte, je pourrais admettre que la vie de l'embryon ne fût pas éteinte au même instant. Une opération faite immédiatement pourrait encore rencontrer un reste de vie dans le nouveau produit.

M. Depaul déclare que « jamais il ne fera l'opération « *post mortem* sur une femme qui ne serait pas arrivée au « moins au commencement du 5ᵉ mois. » Pour mon compte, d'après les raisons que j'ai exposées, je crois devoir déclarer que je la ferai à toutes les époques de la grossesse, dans le cas de mort prompte et accidentelle, la mort de la mère étant constatée réelle. Je déclare que j'aurais moins de zèle pour une femme enceinte d'un à deux mois, si la maladie qui a précédé la mort a été longue et surtout si je suis appelé longtemps après (3 ou 4 heures après le décès.) Je ne refuserai pourtant jamais mon ministère dans ces circonstances, pour peu que la famille en manifestât le désir.

Mon honorable confrère me permettra de lui faire observer que, tout en condamnant comme lui des exagérations de zèle qui nuisent plutôt à la cause que l'on défend qu'elles ne la servent, il est lui-même tombé dans une exagération, involontaire sans doute, à laquelle il ne s'est livré, je crois, qu'afin d'inspirer à ses lecteurs le plus de répulsion possible pour l'opération césarienne. Après avoir combattu l'opinion du père Debreyne et lui avoir démontré qu'il n'avait jamais fait d'opération semblable, surtout à l'époque de la grossesse où l'utérus est encore situé dans l'excavation du bassin ; après avoir fait un tableau émouvant de toutes les difficultés qu'on rencontre pour trouver la matrice sous le paquet intestinal, il s'écrie : « Tout cela « est l'exagération d'un principe respectable en lui-même, « mais ne pouvant conduire, dans de pareilles circonstan- « ces, sans aucune compensation, qu'à une *affreuse bou- « cherie* qui n'est plus de notre temps. » J'ai douté un instant que ces mots fussent sortis de la plume de M. Depaul. L'étendue de ses connaissances, la gravité de son caractère m'inspiraient un certain doute en les lisant. Il m'en coûte d'avoir à le refuter, lorsqu'il eût pu si facilement se refuter lui-même. Quoi ! vous appelez *horrible boucherie*, une opération dont le résultat le plus horrible, pour me servir de votre expression, est d'être faite sur un cadavre, pour n'en retirer, au pis aller, qu'un embryon ou un petit fœtus privé de vie ! Quelle épithète donnerez-vous alors à une semblable opération faite sur la femme vivante, qui n'a sur celle que vous condamnez avec tant d'horreur, d'autre avantage que celui de trouver la matrice plus accessible à l'instrument ; mais qui, par le fait même de la vie de la mère, favorisant bien mieux l'expulsion du paquet intestinal, est entourée de bien plus grandes difficultés que chez la femme morte dans les premiers mois de la grossesse ?

Est-ce que l'amputation à lambeaux dans l'articulation coxo-fémorale n'est pas aussi une horrible boucherie aux yeux des gens du monde ? Et c'est parce que, dites-vous, il n'y a (dans l'opération *post mortem*) aucune compensation que vous la rejetez. Et de ce que la chirurgie n'aura obtenu aucun succès ni chez la femme enceinte vivante ou morte, ni chez l'amputé, s'ensuit-il qu'il faille renoncer à cette boucherie, toutes les fois que le chirurgien s'y résoudra dans le but de sauver deux existences, si la femme est vivante, celle de l'enfant si la femme est morte?

Renoncera-t-il enfin à retrancher le quart du corps d'un individu, si, réduit à pratiquer une pareille boucherie, il n'a pas d'autre moyen pour le sauver?

N'est-ce pas dans de pareilles circonstances qu'on peut dire avec raison que la fin justifie les moyens. La déception est bien moins cruelle, quoiqu'en dise M. Depaul, dans l'opération césarienne *post mortem* qu'on doit *toujours* pratiquer, même quand on doute de la vie de l'enfant, que dans une amputation à lambeaux suivie de mort.

Je déclare pour ma part que j'éprouverai toujours plus d'émotion d'opérer sur le vivant que sur une femme morte. Quoiqu'il en soit, dans l'un comme dans l'autre cas, le but que se propose le chirurgien est toujours louable. Dans l'opération césarienne, il y a de plus un but inappréciable pour le médecin chrétien; c'est que, quand il ne peut pas conserver la vie à l'enfant, il peut avoir le bonheur d'ouvrir le Ciel à une âme créée à l'image de Dieu.

Nous croyons avoir suffisamment démontré que la loi devrait rendre obligatoire l'opération césarienne *post mortem*, non-seulement pour les enfants à terme, mais encore pour les enfants viables ou même supposés tels, toutes les fois qu'il aura été constaté que la mort de la mère est réelle. Mais la religion porte ses exigences légitimes à une époque moins avancée de la gestation. Pour elle, toutes les fois qu'elle peut soupçonner un reste de vie chez le nouvel être, quelque peu avancé qu'il soit dans son développement, elle doit avoir le droit d'user de tous les moyens dont elle peut disposer, pour administrer le baptême au, nouveau produit. Les erreurs nombreuses dans lesquelles sont tombés les médecins, autorisent suffisamment les ministres de la religion à ne pas s'en rapporter toujours à leurs décisions. Combien de fois n'a-t-on pas trouvé vivants des enfants dont ils avaient certifié la mort? En présence d'un intérêt religieux aussi majeur, il n'y a aucune bonne raison à donner pour s'opposer à l'opération sur une femme *réellement* morte.

Si le médecin est jaloux de conserver le monopole de cette opération et tient à ce qu'aucune personne étrangère à l'art ne vienne s immiscer dans un acte qu'il est plus apte à remplir que tout autre, il faut qu'il se résigne à accomplir cet acte, toutes les fois qu'il en sera requis et qu'il aura constaté que la mort de la mère est réelle. Son refus entraînera un conflit inévitable dans lequel le prêtre aura toujours la logique et le bon droit de son côté. Ainsi je m'inscris complètement en faux contre l'opinion de M. Depaul qui ne veut intervenir, *par devoir envers la religion qu'il professe,* qu'à la condition que le fœtus soit parvenu à l'époque du 120e au 180e jour et qu'il lui fournisse de plus des *signes certains* de vie. Tout en reconnaissant que la concession faite par notre honorable confrère est un hommage rendu à la religion catholique, je ne puis m'empêcher de voir, dans la restriction qu'il y apporte, presqu'une fin de non recevoir. En effet, de 4 à 6 mois, il n'est pas toujours facile d'entendre la circulation fœtale, et il faut avoir la patience et l'habitude de M. Depaul, pour pouvoir constater, après des recherches plus ou moins longues, les battements du cœur fœtal. D'ailleurs, il ne me serait pas difficile de prouver à notre confrère qee bien

des enfants sont nés vivants, que l'on soupçonnait morts
par le silence des pulsations du cœur fœtal avant la naissance. Je ne vois pas trop le grand inconvénient qu'il y
aurait à pratiquer l'opération, après les précautions signa-
lées déjà tant de fois, depuis le second mois jusqu'au
6ᵉ mois de la grossesse. Qu'importe en effet qu'on ne
puisse pas avoir des signes certains de grossesse ?

En pareil cas, la seule probabilité suffit et si la grossesse
n'existe pas, ce n'est qu'une déception qui ne nuit à personne. Mais faire courir le risque à un fœtus de mourir
sans baptême, quand il aurait pu le recevoir, est un acte
qui, ne pouvant être atteint par la loi, ne laisse pas que
d'être fort répréhensible aux yeux de la religion. Ainsi il
s'agit moins dans l'espèce d'obtenir des signes certains de
la vie du fœtus que d'avoir la certitude de sa mort. Or
c'est ce qui est impossible ; il faut donc opérer pour s'en
assurer.

Je m'associe pleinement aux idées que notre confrère
émet relativement aux précautions qu'il convient de
prendre pour ne pas confondre la mort réelle de la mère
avec la mort qui ne serait qu'apparente. Il est évident qu'en
présence d'un doute bien fondé, il est du devoir du médecin de surseoir à l'opération et de s'y opposer même formellement. Mais alors, après avoir mis en usage les moyens
ordinaires pour établir la certitude de la mort, on ne devrait pas négliger le moyen indiqué par M. Plouviez,
(page 10), l'acupuncture à travers les parois du cœur.
« Ce moyen, nous dit ce médecin, est d'une telle innocuité
« que, pendant huit jours, quelquefois trois à quatre fois
« en un jour, il n'a paru influer *en rien sur la santé des*
« *animaux.* » (*Revue Médicale*, août 1861, page 212.)
C'est donc un moyen précieux dont il faut toujours user
dans les cas douteux.

Maintenant si, après l'opposition qu'un médecin ferait à l'opération césarienne, opposition fondée sur la crainte de n'avoir affaire qu'à une mort apparente de la mère, quelqu'un, par un zèle outré, se permettait de pratiquer ou de faire pratiquer cette opération, il serait juste que cet individu fût passible des articles 349 du Code pénal et 1382 et 1383 du Code Napoléon. Avec ces précautions, tous les intérêts légitimes seraient sauvegardés ; ceux de la mère, dont la mort sera régulièrement constatée ; ceux de l'enfant qu'on ne se permettrait plus d'ensevelir enfermé dans le sein de sa mère et ceux du médecin qui, ne refusant jamais les secours de son ministère, ne donnerait à aucune personne étrangère à l'art le droit de s'immiscer dans la pratique d'une opération que seul il peut faire avec intelligence.

Quant au baptême intrà-utérin, nous croyons avoir conservé assez d'instruction religieuse pour affirmer que ce mode de baptême ne peut être admis que dans les cas où, la femme étant pleine de vie, l'accouchement offre de tels obstacles qu'il est certain que l'enfant ne pourra être expulsé ou extrait que mort. Dans ces cas, on donne le baptême soit sur un membre, quand on peut l'amener au dehors, ou sur la partie que l'enfant présente, au moyen d'une canule à injection. Il faut que l'eau naturelle soit mise en contact direct avec la partie qui s'engage la première ; mais il faudrait préférer la tête, si celle-ci était accompagnée de quelque membre et ne pas se contenter de lancer l'eau sur les membranes.

Ce genre de baptême est impraticable dans les cas de mort préalable de la mère, et surtout dans la période de grossesse qui n'a pas atteint le 180ᵉ jour de l'évolution fœtale. L'orifice utérin qui est rarement entr'ouvert, lorsque

la grossesse touche à son terme, ne l'est presque jamais
dans les premiers mois.

Outre les difficultés insurmontables que présente cette
occlusion, la présence des membranes, l'existence possible
de deux embryons, l'impossibilité de distinguer la partie
du fœtus sur laquelle l'eau baptismale devrait être répan-
due, la nécessité *indispensable* de répandre cette eau sur la
tête, toutes les fois qu'on le peut ; tous ces motifs rendent
impossible et impraticable le baptême intrà-utérin et com-
mandent nécessairemeut l'opération césarienne, dès que la
mort de la mère est reconnue certaine. C'est le seul moyen
qui peut rendre efficace l'administration de ce sacrement.

C'est donc en vain que M. Thirieu de l'Académie royale
de Bruxelles et notre confrère de l'Académie impériale de
Paris émettent le vœu que cette question soit de nouveau
examinée par les législateurs sacrés. Benoît XIV a pro-
noncé sur ce point la décision qui fait règle dans l'Eglise.
Toutes les concessions que l'on a pu faire à ce sujet ont
été faites pour les cas où la mère continue à vivre. Dans
ces derniers cas, le baptême par injection est même dou-
tcux, quand il ne peut pas être donné sur la tête de
l'enfant. C'est pourquoi, quand un enfant a été baptisé sur
la main, on recommande de le rebaptiser sous condition
sur la tête, lorsqu'après une version l'enfant donne encore
quelques signes de vie. Quelle certitude peut-on avoir de
l'efficacité du baptême intrà-utérin, en supposant même
qu'il soit possible, lorsque le produit de la conception passe
à peine de l'état d'embryon à celui de fœtus ?

Donc, encore une fois, il n'y a que l'opération césarienne
qui puisse fournir le moyen de conférer le baptême avec
sécurité.

C'est par respect pour la vie de la mère que l'Eglise

tolère et conseille le baptême intrà-utérin, parce qu'il est impossible de faire mieux. Mais quand la vie de la mère est réellement éteinte, il est tout naturel qu'elle exige que l'on prenne tous les moyens pour rendre le sacrement efficace. Or il n'y en a pas de plus sûr que l'opération.

Avant de terminer mon œuvre, je ne puis passer sous silence une singulière assertion que M. Huzard a donnée dans la séance du 23 avril 1861. Cet honorable académicien, rappelant un fait qui lui est personnel, a dit : « Une « femme d'un petit village, près de Saint-Germain-en- « Laye, fut tuée à une époque rapprochée du terme de sa « grossesse , l'enfant était vivant ; on le voyait remuer à « travers les parois abdominales. On envoya chercher le « médecin et le curé. Celui-ci, arrivé le premier, pensa « que les formalités prescrites pour le baptême, n'étaient « en définitive que des formalités et que le bon Dieu sau- « rait bien ne pas s'y arrêter. Il baptisa l'enfant en versant « l'eau *lustrale sur le ventre de la mère*, et cet acte eût « subséquemment l'assentiment de l'Evêque de Versailles. « (*Gazette Médicale* de Paris, 1861, p. 274).

J'avoue que je n'aurais jamais cru qu'une pareille communication pût être sérieusement faite au sein d'un corps savant. Mon étonnement n'a pu se défendre d'une profonde tristesse en lisant les lignes que je viens de retracer. Aussi, en présence, d'une pareille assertion faite devant l'Académie impériale de médecine de Paris, habituée à ne s'occuper que de sujets graves, j'ai douté un instant de ma mémoire à propos de l'enseignement catholique que j'ai reçu. J'ai pris le parti de consulter un des princes de l'Eglise, Monseigneur le Cardinal Donnet, Archevêque de Bordeaux, sur cette question, en transcrivant mot à mot ce que je viens de relater ci-dessus.

Son Eminence a eu la bonté d'assembler la Faculté de
théologie de sa ville archiépiscopale. Cette Faculté, par sa
décision en date du 26 juillet 1861 déclare ce qui suit :

« Il est certain que le baptême est *nul*, s'il est conféré à
« l'enfant en versant l'eau sur le ventre de la mère.

« La pratique constante et universelle de l'Eglise, l'en-
« seignement unanime et permanent des docteurs et des
« théologiens ne légitiment pas à cet égard la plus légère
« incertitude.

« En présence de la nullité certaine du sacrement ainsi
« conféré (sur le corps de la mère), un tel acte est *répré-
« hensible.*

« *Ergò nec validé, nec licitè baptisatur puer, in utero*
« *materno omninò inclusus, abluendo ventrem matris.* »

Signé : l'Abbé SABATIER,
Doyen de la Faculté de théologie de Bordeaux.

Il est à regretter que M. Huzard n'ait pas pris des in-
formations plus exactes, surtout auprès de l'Evêque de
Versailles qui, certes ne s'est pas mis en dehors de la
pratique constante et universelle de l'Eglise et de l'enseignement unanime et permanent des docteurs et des théologiens sur une des questions les plus fondamentales du
christianisme. Aussi j'ai cru devoir écrire à Monseigneur
l'Evêque de Versailles qui, dans sa réponse du 18 octobre
1861, me dit « qu'on n'a trouvé aucune trace dans le diocèse
« de Versailles du fait signalé dans la *Gazette médicale* de
« Paris. » Sa Grandeur ajoute « qu'Elle a lieu de croire
« que c'est une pure invention, et que d'ailleurs l'absur-
« dité est trop révoltante pour qu'on puisse y croire. »

M. l'académicien ne se serait pas exposé à voir réduire

à néant l'étrange assertion qu'il a présentée au sein de la compagnie dont il est membre, s'il avait préalablement examiné le fait avec la gravité que comportait un sujet aussi important que respectable.

CONCLUSIONS.

—

Au point de vue scientifique.

1° La mort de la mère étant bien constatée, l'opération césarienne doit être faite à toutes les époques de la grossesse.

2° Le médecin seul est juge compétent de l'état de mort apparente ou réelle de la mère. Seul il doit se charger de l'opération, mais à la condition de ne jamais refuser son ministère, quand la mort de la mère a été déclarée réelle.

3° Le fait de mort subite dont la cause reste inconnue au médecin impose à celui-ci une temporisation nécessaire pour acquérir la certitude de la mort réelle. Dans ces cas, comme dans tous les autres, si l'orifice utérin est suffisamment dilaté ou même dilatable, on appliquera le forceps dans le premier cas et on fera la version dans le second. On pratiquera même des débridements pour peu que le travail ait été établi avant la mort.

4° Dans les cas où le caractère de la maladie ne laisse aucun doute sur la réalité de la mort, on doit se hâter de pratiquer la gastro-hystérotomie, mais ne jamais la faire avant que la mère n'ait rendu le dernier soupir.

5° L'opération est obligatoire, quel que soit le laps de

temps qui se soit écoulé depuis la mort de la mère jusqu'au moment où le médecin sera appelé, la science étant impuissante à fixer d'une manière précise le moment où le fœtus doit cesser de vivre.

6° L'anatomie et la physiologie de l'œuf humain offrent des données suffisantes pour établir une indépendance réelle entre la mère et l'enfant et pour admettre la survie du fœtus pendant un temps d'autant plus long que la grossesse est plus avancée et que la maladie de la mère a été d'une nature moins délétère. Dans cette dernière circonstance, l'opération ne doit cependant pas être négligée.

7° L'auscultation n'est pas nécessaire pour se décider à l'opération. Précieuse, quand elle donne la preuve certaine de la vie du fœtus, elle ne doit exercer d'autre influence que celle de déterminer le médecin à opérer le plus promptement possible, quand elle ne fait parvenir à l'oreille aucun battement fœtal, afin de retirer avec plus de succès l'enfant de l'état d'asphyxie qui a suspendu les battements du cœur.

Au point de vue légal.

8° Il est évident que notre législation qui exige qu'un curateur au ventre soit nommé, dès qu'un mari meurt en laissant sa femme enceinte, semble être en contradiction avec elle-même, en refusant la même protection à l'enfant, lorsqu'il survit dans le sein de sa mère morte. Elle offre surtout une lacune regrettable en ne protégeant pas, d'une manière plus efficace, la vie de l'enfant, contre les vues intéressées et non avouables de certaines familles.

9° La loi devrait rendre obligatoire l'opération césarienne depuis l'époque de la viabilité de l'enfant jusqu'au dernier terme de la grossesse. Dans les cas où l'absence ou l'irrégularité des menstrues ne permettraient pas de préciser l'époque de la grossesse, l'opération deviendrait obligatoire pour le médecin si l'état de grossesse est constaté.

10e C'est aux articles 77, 1382 et 1383 du Code Napoléon ; à l'art. 319 du Code pénal et surtout à l'instruction de M. de Rambuteau, en date du 25 juillet 1844 qu'il faut attribuer le ralentissement des opérations césariennes *post mortem*, ralentissement facheux qui tend de plus en plus à les supprimer complètement.

Au point de vue religieux.

11° Du 180e jour de la grossesse en remontant vers le moment de la conception , l'opération césarienne n'a plus qu'un intérêt religieux, celui de l'administration du baptême, à part quelques rares exceptions , telles que celles de la femme de Marseillan , de Fortunio Liceti, du maréchal de Richelieu , etc.

12° Dans cette catégorie, le refus du médecin ne serait fondé que s'il jugeait la mort de la mère plus apparente que réelle ; mais ce refus, appuyé sur la mort présumée de l'enfant, serait sans valeur, à cause des erreurs nombreuses commises à ce sujet.

13° Si la mort de la mère étant constatée réelle , le médecin se refuse à prêter son ministère, une famille chrétienne , le prêtre même a le droit d'user de son influence pour faire pratiquer, par toute autre personne qui voudra s'en charger, l'opération , dans le seul but de conférer le baptême à l'enfant.

14° Il n'est pas nécessaire d'avoir la certitude de la vie de l'enfant pour opérer. Le doute, les probabilités suffisent,

15° Le baptême intrà-utérin, praticable spécialement dans les cas d'accouchements laborieux pendant la vie de la mère, ne l'est après sa mort que dans le cas où l'enfant présenterait la tête à l'eau baptismale. S'il présentait une autre partie, le baptême étant alors douteux, il y aurait lieu de recourir à l'opération.

———

D'après les développements dans lesquels nous sommes entré, il est facile de conclure que ce n'est pas aux progrès de l'art, mais plutôt à l'affaiblissement du sentiment religieux qu'il faut attribuer la rareté de plus en plus grande des opérations césariennes *post mortem*. Cet affaiblissement a porté son empreinte sur la législation elle-même, qui ne présente aucun article en faveur de l'enfant vivant renfermé dans le sein de sa mère morte. Il a surtout profondément atteint le corps médical qui, fâcheusement influencé par les erreurs d'hommes spéciaux et d'un mérite incontesté, a d'autant plus facilement renoncé à pratiquer cette opération après la mort de la mère, qu'il s'est trouvé autorisé à cet abandon, autant par la divergence des opinions médicales que par les dispositions comminatoires de la loi et la résistance ou le mauvais vouloir de certaines familles.

Espérons que la science comprendra qu'il n'y a de véritable progrès qu'à la condition de marcher dans la route tracée par cette religion qui a éclairé le monde de sa bienfaisante lumière. C'est en ne s'écartant pas de cette voie sûre qu'elle s'attirera d'autant plus de respect et de considération et qu'elle se rendra plus utile à l'humanité, en saisissant toutes les occasions pour venir au secours des existences le plus compromises.

APPENDICE.

La manière sévère dont M. Depaul a jugé les idées de Cangiamila exposées dans l'Embryologie sacrée, par l'abbé Dinouart, m'a mis dans la nécessité d'analyser les passages incriminés par notre savant confrère. A cet effet, j'ai relu avec soin les chapitres IX et XI du livre 2 et de plus le chapitre X de la 2ᵉ édition, 1766, pages 98 et suivantes,

Je déclare que, pour quelques erreurs inhérentes à son siècle, l'abbé Dinouart, en nous faisant connaître les idées de Cangiamila, nous donne la preuve que celui-ci a émis un nombre de vérités fondamentales qui compensent bien amplement ses erreurs, vérités qui feraient encore le plus grand honneur à ceux de nos contemporains qui les exposeraient. Il est évident que si l'on prend à la lettre le titre du chapitre IX, ainsi conçu : « On explique que le fœtus « ne doit pas mourir avant la mère. » C'est là une erreur qui se vérifie tous les jours. Tous les jours, en effet, on voit des femmes avorter ; tous les jours on voit des femmes faire des enfants morts, sans que leur santé soit altérée. Mais tel n'est pas l'esprit de la proposition de Cangiamila. Il a certainement voulu dire que la mort de la mère ne nécessitait pas la mort préalable de l'enfant. Ainsi expliquée, cette proposition qui, dans son sens littéral, est absurde, devient au contraire une vérité qui n'est pas seulement démontrée par des faits anciens, mais qui est prouvée par des faits récents. L'auteur termine le titre de ce chapitre par ces mots : « qu'il (le fœtus) ne meurt pas « faute de respiration ou de nourriture, lorsqu'elle (la « mère) vient à mourir. »

Dans ce chapitre, l'auteur dit avec beaucoup de sens , à mon avis : « Il n'est pas vrai que la maladie de la mère se « communique toujours, ni dans le même degré, à l'enfant. « Si une femme enceinte meurt d'un anévrisme ou d'une « apoplexie, quels rapports ces accidents ont-ils avec l'en- « fant ? etc. ... J'avoue que si le vice est dans les liquides, « il pourra être facilement transmis à l'enfant, surtout « s'il y a communication *du même sang* entre la mère et « l'enfant ; ce que *beaucoup de médecins ne reconnaissent* « *pas.* » Jusque là , je ne vois rien que de très-admissible ; mais à côté de ces vérités que nous ne saurions rejeter, voici en quoi consiste l'erreur de l'auteur. « Quoique le « fœtus, dit-il, puisse expirer avec la mère et même « avant elle, cependant cet accident est *contre la règle* « *ordinaire* ; il lui survit *presque toujours* ; on en a lu « beaucoup d'exemples. » Beaucoup d'exemples , nous ne fesons aucune difficulté de l'admettre ; mais nous regar- dons comme une exagération et une erreur de dire que l'enfant survit *presque toujours.*

Ce qui m'a frappé dans ce chapitre et m'a donné une haute idée de l'esprit d'observation de Cangiamila , c'est la phrase suivante : « Des femmes enceintes de trois, de « deux et même d'un mois , ont été réduites à l'extrémité « par des fièvres malignes, etc. ... ensuite rétablies, elles « ont mis au monde, dans le *temps naturel*, des enfants « *pleins de santé.* Si un enfant peut conserver la vie jus- « qu'aux *dernières angoisses de l'agonie* que la mère éprouve, « pourquoi ne pourrait-il pas lui survivre quelque temps ?»

Il est certain que, dans la plupart de ces cas, les enfants succombent et sont expulsés, soit immédiatement, soit plus ou moins longtemps après leur mort, du sein mate r-nel. Mais le fait dont j'ai été témoin et que j'ai rapporté, pages 30 et 31, fait relatif à Mme Cadeau, aux prises, à 5 mois de grossesse, avec les symptômes d'un choléra des plus violents et qui, cette année là et à l'époque où elle fut atteinte, fesait de si nombreuses victimes, ce fait suivi, 4 mois après, de l'accouchement le plus heureux, puisque la fille qui en provint est aujourd'hui brillante de santé, ce fait, dis-je, prouve l'exactitude et l'esprit d'observation de Cangiamila.

Est-il étonnant que l'Académie Royale de Chirurgie, qui se connaissait en mérites, ait fait le plus grand cas de l'ouvrage du chanoine de Palerme ? Nous pouvons dire, à l'honneur de cette savante Compagnie, et sans manquer de déférence et de respect envers les hommes éminents qui composent l'Académie de Médecine de Paris, que les décisions de l'Académie Royale de Chirurgie ne donnait pas, dans le siècle dernier, l'exemple de décisions aussi contradictoires que celles que nous a donné dans le siècle présent l'Académie de médecine.

Qu'on se rappelle la répulsion qu'éprouva, il y a plus de trente ans, la proposition relative à l'autorisation que demandait un confrère à l'Académie, en faveur de la provocation de l'accouchement avant terme, dans les cas d'angustie extrême du bassin. Qu'on rapproche cette décision de celle qui, sur le rapport de M. Cazeaux, fut prise en 1853, en faveur de l'avortement provoqué, pour exclure l'opération césarienne dans les mêmes cas, on sera bien forcé de convenir que ce n'est pas aux progrès de la science qu'il faut attribuer une si grande divergence, mais bien à une exagération aussi grande dans la première que dans la seconde décision. En effet, l'accouchement provoqué prématurément à une époque où l'enfant est viable, accouchement que l'Académie a repoussé il y a 37 ans environ, est une opération qu'elle a bien été forcée d'accepter, depuis la belle et concluante observation de M. Stoltz, et cette même compagnie adopte, en 1853, l'avortement provoqué qui, je l'espère, ne sera jamais accueilli par les véritables praticiens qui, sans oublier les droits de la mère, ont quelque respect pour la vie d'un innocent et pour la loi divine qui la protège.

Aussi j'ai la conviction que l'éloge décerné dans le siècle dernier à Cangiamila par l'Académie de Chirurgie, durera plus longtemps que l'approbation donnée au fœticide médical par l'Académie de médecine du 19e siècle. Il suffira au lecteur impartial qui saura faire la part de l'époque à laquelle a écrit l'auteur, de lire avec attention et sans prévention son ouvrage, et il lui sera facile de rectifier bien des citations dont l'inexactitude a surtout servi à le blâmer injustement.

Dans le chapitre X, intitulé comme il suit : « On prouve, « par la situation du fœtus dans la matrice, qu'il ne « meurt pas en même temps que la mère, par le défaut de « respiration. » Cangiamila prouve non-seulement ce qu'il avance, mais il prouve surtout une grande érudition qui, pour l'époque où il écrivait, devrait lui attirer le respect de nos savants. Des hommes qui ne l'ont pas lu attentivement ont cherché a jeter du ridicule sur son opinion relative à la respiration du fœtus et lui ont fait dire qu'il fallait mettre dans la bouche de la mère, au moment où elle rendait le dernier soupir, un roseau, pour que l'enfant continue à respirer.

Ce passage de Cangiamila mérite d'être reproduit pour sa justification « La raison, dit-il, que l'on apporte ordi-
« nairement pour avancer que l'enfant meurt aussitôt que
« la mère, c'est qu'on croit qu'il cesse de respirer avec
« elle, de sorte qu'il périt nécessairement ; c'est ce qui
« engage *quelques-uns,* à mettre dans la bouche de la
« mère, après le moment où elle est morte, un bout de
« roseau sans nœuds, afin que l'air entrant, soutienne la
« respiration du fœtus.

« Il est certain, continue l'auteur, que le défaut de cette
« respiration ne cause point la mort du fœtus. Quand il
« vit encore dans le sein de sa mère, il n'a pas besoin,
« comme les enfants nés, de la respiration pour la circu-
« lation du sang. Il n'y a point *de véritable communication*
« *entre le fœtus et les organes qui servent à la respiration*
« *de la mère.* Le placenta a *double* emploi, le premier de
« s'imbiber de la partie laiteuse de la substance dont
« nous avons parlé et d'en faire le mélange avec le sang
« apporté des artères ombilicales du fœtus, pour le rendre
« ensuite avec le même sang que réclame son cœur. Le
« second emploi du placenta, *ignoré* par les anciens et
« bien connu par Majow et Ettmuller, est de faire la fonc-
« tion des poulmons ; il est pour les enfants qui sont encore
« dans le sein de leurs mères, ce que sont les poulmons
« pour les enfants nés. Le placenta étant plein d'un *suc*
« *blanc* qui contient des particules nitro-aériennes, ces
« particules suppléent au défaut du nitre qui devrait en-
« trer avec l'air dans le corps par le moyen de la respira-
« tion. » (pages 103-104).

Après cet exposé, Cangiamila se livre à la description
de la circulation fœtale et prouve que la théorie de la circulation qui donne à Harvée la gloire de cette belle décou-

verte, était connue avant lui, puisque, dit-il, Paul Sarpi, servite à Venise, avait déposé, dans la bibliothèque de « Saint-Marc, un manuscrit où il démontrait que la cir- « culation du sang avait été entrevue autrefois par « Colombe et Aranée, et confirmée par Césalpin ; Jérome « Fabrice en envoya la preuve à Harvée. » (p. 104).

Plus loin, page 108, l'auteur dit : « Du placenta sortent « différentes veines semblables à celles des poulmons. Ces « *petites veines reçoivent le sang apporté par les artères*, et « se réunissant à la veine ombilicale, elles y déposent le « sang : c'est la raison pour laquelle les fœtus viennent « ordinairement morts, lorsque le placenta détaché *long-* « *temps auparavant* de la matrice en est sorti ; ou lorsque « le cordon ombilical est contourné autour d'eux, alors la « la circulation du sang dans les *veines ombilicales est* « *suspendue.*

Il est impossible d'être mieux au courant de l'état de la science à l'époque où écrivait Cangiamila, comme il l'a démontré, en développant les diverses théories qui ré- gnaient alors sur la circulation fœtale. « Méry, dit-il, page « 109, s'éloigne un peu du système commun que j'ai dé- « crit. Selon lui, l'ouverture ovale (de Botal) sert plutôt « à transmettre le sang de l'oreillette gauche à la droite « que de la droite à la gauche. Il est ici opposé aux ana- « tomistes ses prédécesseurs et ses successeurs... Winslow « prend le milieu ; il croit qu'il est dans les règles de la « nature, que le sang passe tour à tour par le trou ovale « par le mouvement diastolique des oreillettes, de la « droite à la gauche et de la gauche à la droite, comme « si elles ne formaient qu'un tout ; qu'il est introduit par « le mouvement systolique des deux oreillettes dans les « deux ventricules du cœur, comme si les deux n'en fai-

« saient qu'un, d'où il peut, en passant dans l'artère
« pulmonaire, dans le canal artériel et dans l'aorte, se
« répandre dans tout le corps..... Ce célèbre anatomiste
« avoue qu'on ignore encore quelle est la fonction des
« poulmons dans les enfants qui ne sont point encore
« nés..... »

« Il paraît donc prouvé que le *fœtus n'a pas besoin*,
« *comme les enfants nés, de respirer*. Je crois cependant
« probable qu'il a une sorte de respiration par laquelle la
« nature le *dispose* à recevoir et à rendre l'air, pour être
« plus en état de le faire, quand il sortira du sein de sa
« mère, c'est-à-dire quand il commencera à avoir besoin
« d'une respiration plus libre. »

Quand on veut bien lire Cangiamila sans prévention,
il est facile d'être convaincu que la science qu'il possédait
alors sur la circulation du fœtus et que les idées qu'il avait
sur sa prétendue respiration ne seraient pas à dédaigner
par nos savants modernes les plus distingués. Quoi de plus
explicite en effet que ces mots : « le fœtus *n'a pas besoin*,
« *comme les enfants nés, de la respiration*, pour la circula-
« tion du sang. » On aurait raison de l'accuser d'une
naïveté puérile si la nécessité d'énoncer le préjugé qui
régnait de son temps sur l'emploi, jugé nécessaire alors,
du roseau entre les dents de la femme morte, ne l'absol-
vait pas tout à fait, quand, à son époque, on le voit affirmer
que : « il n'y a point de véritable communication entre le
« fœtus et les organes qui servent à la respiration de la
« mère. » Et ce qu'il dit relativement au double emploi du
« placenta, n'est-ce pas quelque chose de remarquable ?

A part cette partie qu'il appelle improprement, il est
vrai, *laiteuse*, mais à laquelle il semble, par cette fausse
épithète, accorder une propriété nutritive, peut-on exiger

davantage pour ce second emploi du placenta qu'il assimile à celui des poulmons? Est-ce que les savants les plus modernes n'adoptent pas cette doctrine? Il n'est pas étonnant que son explication diffère de la nôtre ; mais elle tend toujours à établir une sorte de respiration chez le fœtus. « Le placenta, dit-il, étant plein d'un *suc blanc* qui contient « des particules *nitro-aériennes*, ces particules suppléent au « défaut du nitre qui devrait entrer avec l'air dans le corps « par le moyen de la respiration. » La différence consiste donc en ce qu'au lieu du *suc blanc* du placenta qui contient des particules *nitro-aériennes*, nous admettons que la vivification du sang fœtal ne se fait qu'au moyen de l'oxigène fourni par les artères utéro-placentaires et que cette oxigénation doit avoir lieu d'une manière analogue à celle des poumons dans lesquels l'air, pénétrant par les ramifications bronchiques, oxigène le sang des dernières ramifications des artères pulmonaires.

Telle est la ressemblance que nous trouvons entre l'oxigénation qui s'opère dans le placenta avant la naissance de l'enfant et celle qui a lieu dans les poumons après qu'il est né. Ce qu'il y a de remarquable dans Cangiamila, c'est la nécessité d'admettre la présence de *particules nitro-aériennes*, de ces particules qui « suppléent au défaut du « *nitre* qui devrait entrer avec l'air par le moyen des « poumons. » Evidemmant l'hypothèse dépassait la réalité. Les mollécules *nitro-aériennes* devant être composées d'oxigène et d'azote, il est certain que, dans la fonction pulmonaire du placenta, il se dégage plutôt de l'oxigène que de l'azote, pour vivifier le sang du fœtus.

Peut-on exiger davantage de la science de cette époque relativement aux théories qui régnaient sur la circulation de l'adulte d'abord et sur la circulation fœtale ensuite?

Combien de physiologistes qui ne savent pas que le mode de circulation qui a rendu le nom d'Harvée immortel avait été entrevu par Colombe et Aranée et confirmé par Césalpin?

N'est-il pas généralement accrédité que les petites artères ombilicales se subdivisent dans le placenta comme les artères pulmonaires dans les poumons et que le sang de ces artérioles, après avoir été imprégné d'oxigène, commnnique, comme l'indique d'une manière si précise Cangiamila, avec les veinules qui vont porter dans la veine ombilicale le sang destiné à vivifier le fœtus? Je me permettrai cependant de ne pas accepter sa conclusion d'une manière aussi absolue. « C'est la raison pour la- « quelle, dit-il, le fœtus vient *ordinairement* mort, lorsque « le placenta, détaché *longtemps auparavant* de la matrice, « en est sorti... » etc. Quand le placenta est détaché *depuis longtemps*, c'est une vérité incontestable que les enfants meurent ; mais quand l'œuf entier n'est détaché que depuis peu de temps, l'enfant peut continuer à vivre quelques instants. C'est ce dont j'ai été témoin en 1828 avec le docteur Ducros, alors chirurgien en chef adjoint de l'hospice de la Maternité de Marseille. Un fœtus de 5 mois environ fut expulsé, renfermé dans ses mombranes et se mouvant au milieu des eaux. Nous eûmes le temps de plonger l'œuf dans de l'eau tiède pour entretenir la circulation placenta-fœtale et nous pûmes observer pendant quelques minutes les mouvements du fœtus. Dès que nous les vîmes se ralentir, nous nous hâtâmes de rompre les membranes pour baptiser l'enfant. Ce fait confirme bien mieux la proposition de Cangiamila, que les faits de mort du fœtus après la sortie du placenta. Il a eu le soin, il est vrai, d'ajouter que cette mort avait lieu lorsque cet organe

10

était séparé de la matrice depuis longtemps. Mais il aurait donné bien plus de force à sa proposition en s'appuyant sur le fait de Harvée qu'il cite plus loin et qui est semblable à celui dont j'ai été témoin, et que je viens de rapporter.

Ce fait en effet a bien plus de valeur que celui du poulet dont on brise la coque avant son évolution complète et qui, malgré cela, ne laisse pas que de vivre assez long-temps, par le seul fait de la circulation qui l'unit à son placenta. Cependant ce qui se passe chez les ovipares, quoique n'appartenant pas au même degré de l'échelle animale que les mammifères, est assez concluant pour faire admettre la réalité d'une circulation fœtale indépendante de celle de la mère, pendant un temps d'autant plus limité que le fœtus moins développé aura plus besoin de secours maternels. Mais quand ce fait s'observe dans l'espèce humaine, comme je l'ai vu ; cette indépendance, sans être absolue, n'en est pas moins réelle. Ainsi des faits récents prouvent que Cangiamila n'a pas commis une erreur en soutenant, dans le titre du chap. X page 104, « que le fœtus ne meurt pas *en même temps que la mère* par « le défaut de respiration. »

Le chanoine de Palerme a donné la preuve d'un talent sinon supérieur au moins égal à celui des plus grands médecins de son époque. En effet, en traitant de la circution fœtale, il ne laisse rien à désirer. Il montre de plus une érudition profonde dont on se pique de moins en moins de nos jours. Non seulement il fait cette description telle qu'elle était connue de son temps et à laquelle il n'y a rien à changer aujourd'hui ; mais il nous fait connaître le nom des auteurs qui ont émis à ce sujet des théories divergentes Quand on lit l'opinion qu'il attribue au célèbre Winslow, ne semble-t-il pas que l'on voit reproduire celle de Bichat

qui, contrairement à Sabatier, voulait qu'il y eût mélange
du sang des deux veines caves dans l'oreillette droite
d'abord et dans l'oreillette gauche ensuite, tandis que
Sabatier prouvait que ce mélange n'existait pas et ap-
puyait ses preuves par le développement bien plus considérable de la tête et des extrémités supérieures du fœtus
dans les premiers mois de la grossesse? Il ne se contente
pas de citer Méry dont l'opinion était en contradiction avec
celle de ses *prédécesseurs* et de ses *successeurs* : mais il cite
encore celle de tous les auteurs connus de son temps : de
Verney, Taurri, Sylvestre, Bussière, Bernard, Albin,
Trew, Lutère et surtout Verheyenius. (page 109.) On
comprend donc facilement qu'une pareille érudition devait
entraîner l'éloge de l'Académie de chirurgie dont des
membres tels que Jean-Louis Petit, Louis, n'étaient pas
trop prodigues.

Grâces aux progrès modernes, on peut rendre à Sabatier
et à Bichat la part qui revient à chacun d'eux par leurs
travaux sur la circulation fœtale.

En effet, M. Kilian de Calsrhue a prouvé que l'un et
l'autre avaient raison, mais que tous les deux avaient tort
de vouloir que la théorie dont ils étaient auteurs fût vraie
pendant tout le cours de la vie fœtale. Le judicieux médecin de Calsrhue a démontré, par l'étude patiente des
transformations que subissent et le canal veineux et le trou
de Botal et le canal artériel, que le sang de la veine cave
inférieure qui apporte la totalité du sang vivifiant de la
veine ombilicale, passe en entier à travers le trou de Botal
tellement agrandi, au commencement de la circulation
fœtale, que les deux oreillettes n'en font qu'une. Alors tout
ce sang lancé par le ventricule gauche dans les parties
supérieures, tête et membres supérieurs, nourrit et déve-

loppe .ces parties et revient dépouillé de ses propriétés
nutritives, au moyen du système veineux dans l'oreillette
droite par le tronc de la veine cave supérieure. Ce sang
qui a servi à la nutrition des parties supérieures et qui contient peut-être encore quelques molécules nutritives, passe
sans mélange dans le ventricule droit. La valvule d'Eustache est, dans l'oreillette droite, le mur de séparation qui
s'oppose alors au mélange du sang des deux veines caves.
Nous avons vu le sang de la veine cave inférieure passer
tout entier à travers le trou de Botal, séparé du sang de la
veine cave supérieure qui coule au-dessus, par cette valvule. Le sang lancé par le ventricule droit passe d'abord
en totalité du canal artériel aux parties inférieures qui, à
cause de la pauvreté de ce sang, n'offrent pas un développement égal à celui des parties supérieures. Jusque-là
l'aorte ascendante ne donne pas ou donne très peu de sang
à l'aorte descendante et le ventricule droit n'en fournit pas
aux poumons qui ne sont pas assez développés pour en recevoir. Telle est la circulation en 8 de chiffre de Sabatier
au commencement de la grossesse.

Mais plus tard et graduellement, le trou de Botal va de
plus en plus se rétrécissant, au fur et à mesure que la valvule d'Eustache qui séparait les deux colonnes de sang
des deux veines caves, par sa disposition horizontale,
chemine de droite à gauche et de haut en bas pour fermer
peu à peu la communication des deux oreillettes. Alors la
portion de valvule qui a abandonné l'oreillette droite pour
se porter vers le trou de Botal laisse, par son déplacement,
un plus grand espace libre dans la cavité de l'oreillette
droite et les deux sangs veineux peuvent se mêler. Voilà
la théorie de Bichat. M. Kilian a rendu un grand service
à la science, en étudiant les métamorphoses que subit ce

trépied fœtal que nous avons signalé. Ce savant confrère a assigné la véritable place que doit occuper chacune de de ces théories, qui ne sont vraies qu'autant qu'on affecte celle de Sabatier aux premiers mois de la grossese et celle de Bichat aux derniers. Par la théorie de Sabatier on comprend pourquoi le développement des membres inférieurs ne correspond pas à celui des membres supérieurs et la théorie de Bichat fait comprendre comment les parties inférieures prennent un développement proportionnel aux autres parties, comment les poumons, appelant vers eux une plus grande quantité de sang par leur développement graduel, détournent à leur profit le sang du canal artériel qui, obligé de se rétrécir, ne peut plus en fournir qu'une quantité de plus en plus minime à l'aorte descendante. Les poumons, recevant un excédant de sang, le renvoient par les veines pulmonaires dans l'oreillette et le ventricule gauches ; celui-ci dans l'aorte qui, surchargée de sang, est obligée de donner son excédant dans l'aorte descendante. C'est ainsi que, par ces transformations successives, le canal artériel devenant inutile, l'aorte tend à prendre la fonction qu'elle conservera pendant toute la vie de l'individu.

Maintenant il est évident que la comparaison que Cangiamila établit entre l'œuf humain et l'œuf du poulet, pour prouver que le fœtus humain peut jouir d'une certaine respiration semblable à celle du poulet, est complètement fausse. C'est ici qu'il faut tenir compte de l'état de la science de son époque. Encore cette comparaison, quoique erronée, repose sur un fait d'histoire naturelle qui peut bien séduire un homme qui cultive la science. Ce n'est pas enfin l'erreur d'un ignorant. Il est évident que s'il y a une ligne de démarcation bien tranchée entre la

classe des ovipares et celle des vivipares, elle se trouve
surtout dans la comparaison présentée par le chanoine de
Palerme. Cependant, si pour l'œuf du poulet comme pour
l'œuf des mammifères, il y a une respiration placentaire,
cette respiration ne peut se faire chez le mammifère qu'au
moyen du sang artériel de la mère qui cède au fœtus l'élément nécessaire (l'oxigène) à ce genre de respiration. Il
n'en est pas ainsi pour le poulet. Chez celui-ci, ce n'est
pas sa mère avec laquelle il n'a aucun lien intime, qui
lui fournit l'oxigène. Il ne peut puiser cet élément vivificateur que dans l'air atmosphérique qui, tamisé à travers
la coquille, lui fournit cet élément modifié de manière à
s'accommoder à la délicatesse des organes qui y trouvent la
vie et le développement dont ils ont besoin Mais il y a
plus, à mesure que le poulet s'approche du terme de son
éclosion, il s'est formé, peu de jours après l'incubation et
dans le gros bout de l'œuf, un vide assez grand et vers
lequel se trouve toujours la tête du poulet. Cet espace qui
paraît vide est rempli d'un air qui a traversé la coquille
et permet au poulet, sur le point de sortir de son enve-
loppe crétacée, de pioler de manière à se faire entendre
très-distinctement. Ainsi le poulet a deux modes de respiration ; le premier, au commencement de son évolution ne
s'opère qu'au moyen des vaisseaux sanguins qui s'empa-
rent de l'oxigène que l'air lui fournit à travers la coquille,
et le second au moyen de l'air atmosphérique lui-même
qui s'est introduit dans le gros bout de l'œuf et de là dans
l'appareil bronchique du poulet. Ce dernier mode n'existe
pas dans le fœtus humain ni dans les mammifères et c'est
là l'erreur capitale de Cangiamila qui, dans sa comparaison forcée avec le poulet, est amené à admettre les vagissements fœtaux dans la partie supérieure de la poche

amniotique où il croit rencontrer les mêmes dispositions que dans le gros bout de l'œuf. C'est ce qui lui fait dire, contre l'expérience de tous les jours, que la tête de l'enfant ne peut pas rester constamment en bas, parce que l'eau de l'amnios, occupant la partie la plus déclive, s'opposerait à cette respiration prétendue du fœtus humain. Ce qui excuse encore Cangiamila à ce sujet, c'est qu'à l'époque où il vivait, la théorie de la culbute de l'enfant était généralement admise; et celui qui, de son temps, aurait soutenu le contraire, eût passé pour un ignorant, quoique Bianchi combattît alors cette théorie avec beaucoup de talent; mais son opinion n'avait pas encore prévalu.

Cette erreur d'un certain mode de respiration, dans les poumons même du fœtus, était tellement enracinée qu'on a lieu d'être surpris que Cangiamila tire ses preuves de faits qui la renversent complètement. C'est ainsi qu'il fait un appel à la docimasie pulmonaire qui prouve que les poumons d'un enfant qui n'a pas respiré, vont au fond de l'eau, tandis que ceux de l'enfant qui a respiré surnagent. Il cite même l'autorité d'Ettmuller à ce sujet et de plusieurs autres qui « prétendent, dit-il, découvrir par là les « infanticides. Il ne s'ensuit pas, ajoute-t-il, que les « poulmons d'un enfant qui n'est pas encore né, soient « entièrement sans action. Ils peuvent en effet avoir *une* « *respiration*, quoique avec moins de dilatation et de ra- « réfaction, etc. » Il n'est pas rare de voir des hommes instruits dominés par une erreur, l'appuyer sur des faits qui la combattent. C'est ainsi qu'à la page 114, l'auteur cite l'opinion de Scurigius et trois faits appartenant l'un à Harvée et les deux autres à Bohnius, qui prouvent qu'un enfant, encore contenu dans les membranes, conserve cependant la vie. Harvée avait trouvé ainsi un enfant vivant, *quelques heures après* sa sortie. J'admettrais plutôt quelques minutes , comme j'en ai été témoin dans le fait que j'ai rapporté plus haut.

Eh bien, pour prouver que l'enfant jouit d'une certaine respiration pulmonaire dans le sein de sa mère, l'auteur nous dit que « si un enfant qui vient de naître et qui est « déjà *accoutumé* à respirer dans quelque liqueur, en lui « renversant le corps , sa mort est prompte , et cependant, « ajoute-t-il . les enfants qui ne sont point encore nés, « sont longtemps dans cette situation qui ne leur est pas « nuisible , parce qu'elle est dans la nature. » Il attribue donc la continuation de la vie d'un enfant , renfermé dans les membranes hors du sein maternel , à cette habitude de respiration dans la liqueur où il est plongé. J'en ai assez dit pour démontrer l'erreur de Cangiamila sur ce point. Au lieu d'admettre , comme lui , une sorte de respiration *pulmonaire* dans le fœtus humain , comme celle du poulet, on ne peut en admettre qu'une placentaire et je soutiens que le fait de la vie , quelque courte qu'elle soit , d'un fœtus renfermé dans ses membranes , hors du sein maternel , est un fait physiologique qui prouve , d'une manière bien plus certaine que l'anatomie , la communication directe des artères ombilicales avec les radicules de la veine du même nom. Celles-ci absorbent , alors , soit dans l'air ambiant, soit dans l'eau où l'œuf est plongé, la portion d'oxigène nécessaire à cette existence éphémère. Ce fait vient encore corroborer la preuve de l'indépendance de la vie fœtale, non pas de cette indépendance absolue qui rejette tout rapport entre la mère et l'enfant, mais d'une indépendance assez grande pour permettre à l'enfant une vie individuelle qui se prolonge d'autant plus qu'il sera plus près de son terme.

On a dit, avec quelque apparence de raison, que cette indépendance était plus réelle, peu de jours après la conception. La séparation de l'ovule d'avec l'ovaire, le trajet qu'il est obligé de parcourir dans la cavité de la trompe, le mode de nutrition au moyen de la vésicule ombilicale en dehors de tout élément maternel sensible, prouvent évidemment une indépendance bien plus grande au point de vue des connexions presque nulles à cette époque entre la mère et son fruit. Cependant, séparez cet être, dans les huit premiers jours de sa conception, d'avec les organes maternels et vous verrez qu'il ne tardera pas à succomber. Quoique la mère ne fournisse pas encore des éléments nutritifs appréciables, elle fournit pourtant des matériaux nécessaires à la conservation de cet être, qui ne tarde pas à périr, dès qu'il est séparé du lit maternel. Peut-être qu'à cette époque l'incubation lui est plus nécessaire que les matériaux que la mère peut lui fournir par imbibition. Il n'en est plus ainsi, lorsque les liens sont plus intimes entre la mère et l'enfant et surtout aux époques les plus rapprochées de la naissance. La survie des enfants expulsés et renfermés dans des membranes intactes, suffit pour démontrer qu'elle doit se prolonger d'autant plus dans le sein maternel que le fœtus est plus âgé. C'est ce qui nous autorise à penser que, si le placenta contient des liquides qui peuvent contribuer à la nutrition du nouvel être et à la transmission des maladies de la mère à l'enfant, il est aussi le siège d'une circulation tout-à-fait indépendante qui concourt à la fois à sa nutrition et même à un mode de respiration exclusivement placentaire.

Le chapitre XI dans lequel l'auteur tend à prouver que « la mort de la mère ne prive point son fruit de la nourri- « ture qui entretient sa vie » est, à mon avis, un chapitre des plus remarquables. L'érudition dont il donne des preuves incontestables, établit suffisamment que ce n'est pas à l'ignorance qu'il faut attribuer ces erreurs, mais bien aux opinions généralement adoptées par les savants de son siècle. Je veux parler, par exemple, dé la propriété nutritive qu'il attribue à l'eau de l'amnios. Chaussier, ayant fait congéler des œufs de mammifères, avait, comme Heister cité par Cangiamila, trouvé que les glaçons se continuaient de la cavité des membranes jusqu'à l'estomac par la bouche et l'œsophage. Il était tout naturel de conclure d'un pareil fait, que l'eau de l'amnios concourait à la nourriture du fœtus. Mais grâces aux progrès de la tératologie, on a trouvé des acéphales, des fœtus avec oblitération, déviation de l'œsophage, dispositions anormales qui ne permettaient pas à l'eau amniotique de pénétrer dans l'estomac et qui pourtant n'avaient pas empêché le fœtus de se développer. Voilà une de ces erreurs, à mon avis, bien excusable, puisqu'elle s'est transmise jusqu'à nos jours. Nous ne donnons pas plus d'importance à l'action nutritive attribuée à l'absorption de cette liqueur amniotique par les pores du fœtus.

Reste donc la voie qui nous est ouverte du côté du placenta. Cette voie est double ; il y a celle des sinus utéroplacentaires et celle de la circulation placento-fœtale. La première est celle à laquelle M. Depaul a donné le plus d'importance. A ce sujet, l'auteur de l'embryologie sacrée s'appuye sur l'autorité d'Ettmuller qui prouve que « la « mère ne fournit point de sang à son enfant, mais une « liqueur chyleuse. Qu'une femme enceinte, dit-il, mange « du safran, le fœtus en reçoit aussitôt l'impression ; ce « qui démontre que le safran, lorsqu'il passait de la mère « au fœtus, n'avait point encore passé dans le sang de la

« première et n'en avait pas encore pris la couleur. » C'est
donc par cette voie des sinus que se produit ce phénomène ;
c'est par elle que l'action des médicaments administrés à la
mère se transmet au fœtus ; c'est par elle que la syphilis
et autres affections peuvent se communiquer de l'une à
l'autre.

Mais est-ce à dire pour cela que cette voie soit celle de
la nutrition et de la vie du fœtus ? Je ne le pense pas. Les
exemples fournis par le développement du poulet, sans
aucuns rapports maternels et sans d'autres secours que
l'incubation ; les exemples fournis par la prolongation de
la vie du fœtus renfermé dans l'œuf humain séparé de la
mère, démontrent suffisamment, je ne dis pas, la possibi-
lité, mais la réalité de cette survie après la mort de la
mère.

Rien n'est plus rationnel que de penser qu'un enfant à
terme, renfermé dans le sein de sa mère morte, peut continuer à vivre, avec d'autant plus de facilité que les causes
de cette mort auront moins d'action sur lui, pourvu qu'un
certain degré de chaleur soit maintenu. Ainsi les maladies
qui ne vicient pas le sang : telles qu'une apoplexie, un
anévrisme et autres, donnent bien plus de chances en
faveur de la survie de l'enfant qu'une fièvre de mauvais
caractère, et pourtant nous voyons des affections typhoï-
des, des phthisies qui, en faisant succomber la mère, per-
metttent encore à l'enfant de vivre d'autant plus sûrement
qu'il est retiré plus tôt du sein de sa mère (de Garam —
Laforgue). Mais les faits de Saint-Raimond Nonnat, de la
princesse Pauline de Schwartzemberg et autres, reçoivent
une explication aussi facile qu'admissible, non-seulement
par la disposition des rapports anatomiques qui lient le
placenta au fœtus, mais bien plus encore par les faits phy-

siologiques qui prouvent qu'un fœtus de 4 à 5 mois peut
vivre au moins quelques instants en dehors de toute communication avec sa mère. Ces derniers faits, qu'on ne
saurait révoquer en doute, confirment donc de la manière
la plus solide, l'indépendance qui existe entre la vie du
fœtus et celle de la mère.

Nous voyons tous les jours des enfants nouveau-nés
continuer à vivre pendant les premières 24 heures sans
aucune nourriture. Il suffit de les tenir chaudement et on
les voit, après ce laps de temps, prendre avec plus de vigueur le sein de leur nourrice. Qu'y a-t-il donc d'étonnant
qu'un enfant à terme ou viable puisse vivre plus longtemps
qu'un fœtus moins développé, dans le sein de sa mère
morte, pourvu toutefois qu'un certain degré de chaleur ait
été maintenu ?

L'indépendance de la vie fœtale est donc manifestement
démontrée : 1° au commencement de la grossesse, par
l'existence de la vésicule ombilicale qui remplit à l'égard
de l'embryon la fonction nutritive du vitellus ou jaune
d'œuf ; 2° dans le cours de la grossesse lorsque le fœtus,
chassé de l'utérus au milieu de ses membranes demeurées
intactes, continue à vivre en dehors de toute communication avec sa mère, et 3° enfin au terme de la gestation
lorsque, par des transformations aussi admirables que
nécessaires, les organes fœtaux, en revêtant de plus en
plus les caractères de l'enfant déjà né, ont pris insensible-
ment l'habitude de se suffire à eux-mêmes, en annihilant
progressivement la part que les organes maternels avaient
dans leur développement. J'ajouterai même que la vie et
la nutrition du poulet, existant sans d'autre participation
de la part de la mère que celle de la chaleur produite par
l'incubation, renforce encore ce raisonnement, malgré la

distance qui existe entre les ovipares et les vivipares. Mais
si la nature présente des caractères tranchés et bien nettement dessinés dans les divers degrès de l'échelle, qu'y
a-t-il de surprenant qu'au plus haut degré de cette échelle
elle démontre, par des causes accidentelles et exception-
nelles, l'existence de ces caractères divers dans le parcours
de l'évolution de i'œuf humain ?

   On peut dire avec raison que Cangiamila a erré en bonne
compagnie quand, pour prouver la propriété nutritive des
eaux de l'anmios, il s'appuye sur l'autorité d'Hoffmann qui
cite le fait *singulier* d'un enfant vivant dont le *cordon om-*
« *bilical était entièrement en pourriture,* sur celle de Petit,
« qui a vu un enfant dont le cordon ombilical avait un
« nœud » et enfin sur l'autorité du recueil des actes des
curieux de la nature où il est question d'un enfant, né
vivant, sans cordon ombilical. Il faut convenir que de pareils faits autorisent puissamment l'auteur à conserver
l'opinion qu'il avait sur les propriétés nutritives de l'eau
anmiotique. Cependant ces trois faits soumis à un examen
critique sont loin d'avoir la valeur qu'il leur donne.

   Celui d'Hoffmann (pourriture du cordon) est exagéré
en ce sens qu'il arrive bien souvent qu'un cordon se présente flétri, recouvert de méconium ou d'une couleur
verdâtre par l'altération des eaux , sans que la vie de
l'enfant ait subi une atteinte grave. Rien de plus facile
que d'expliquer le fait de Petit (le nœud du cordon).
Quoique cette explication soit aujourd'hui devenue inutile,
nous dirons pour ceux qui y trouveraient un doute, que
le nœud ne peut jamais être assez serré dans la cavité
utérine pour qu'il y ait interruption de la circulation ombilicale ; que même lorsque, après la sortie de l'enfant, on
a rencontré ce nœud assez fortement serré , c'est par le

fait, soit de l'expulsion brusque du fœtus, soit des tractions opérées par l'accoucheur ou la sage-femme qui, en
saississant l'enfant, aura ainsi resserré le nœud en tendant
involontairement le cordon.

Pour ce qui est de l'absence totale du cordon, c'est une
illusion complète dans laquelle sont tombés ceux qui ont
vu et rapporté un pareil fait dont j'ai été moi-même
témoin. Dans ces cas, l'enfant peut naître vivant, mais il
ne peut pas continuer à vivre, parce que presque toujours
ce sont des cas d'éventration qui les fournissent. Le cordon
peut bien ne pas exister; mais les éléments qui le constituent (artères et veine ombilicales) existent toujours. Il
suffit d'examiner le sillon longitudinal du foie pour y découvrir la veine ombilicale, et sur les côtés de la vessie, il
sera toujours possible de rencontrer les artères ombilicales.
Selement, au lieu d'être renfermés dans une gaîne, ces
vaisseaux sont divisés et peuvent être séparés même à
grande distance sur les membranes qui, dans un cas de
monstruosité, viennent concourir à former la paroi abdominale de l'enfant. Cette paroi se déchire le plus souvent
par le fait des contractions utérines et cette déchirure
permet aux intestins de l'enfant de se présenter dans le
vagin de la mère. D'autrefois, les parois abdominales de
l'enfant sont intactes et bien conformées; mais les vaisseaux ombilicaux, partant de trois points différents et
même très-distants de la circonférence du placenta, che-
minent, écartés l'un de l'autre, dans l'épaisseur des membranes et viennent se réunir à un point plus ou moins
rapproché de l'anneau ombilical. Ainsi, s'il peut y avoir
absence du cordon ombilical, il n'y a jamais et il ne peut
pas y avoir absence des vaisseaux ombilicaux. Il n'y a pas
de fœtus, quelque monstrueux qu'il soit, qui puisse se

développer et vivre sans cette condition dès que le placenta est formé.

Examinés au seul point de vue scientifique, les faits que nous avons rapportés nous démontrent la nécessité de pratiquer toujours l'opération césarienne après la mort réelle de la mère et de la rendre même obligatoire. Ce n'est donc pas aux progrès de la science qu'il faut attribuer ce ralentissement déplorable dans la pratique de l'opération césarienne *post mortem*. La véritable science médicale emploie toujours avec zèle, même dans les cas douteux, tous les moyens dont elle peut disposer, pour sauver les existences qui sont confiées à sa sollicitude. De même qu'elle n'abandonne jamais l'agonisant dont la vie va s'éteindre, de même, dans les cas où la certitude de la mort de l'enfant n'est pas acquise, elle est tenue de s'assurer, par l'opération, s'il n'y a pas un reste de vie chez cet enfant.

L'humanité, aussi bien que la conscience, imposent ce devoir au médecin qui est à la hauteur de la mission qu'il a à remplir dans la Société.

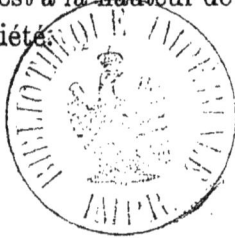

FIN.

TABLE.

—

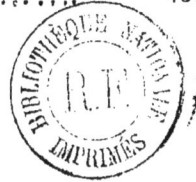

Marseille.— Typ. de veuve Marius OLIVE, rue Paradis, 68.

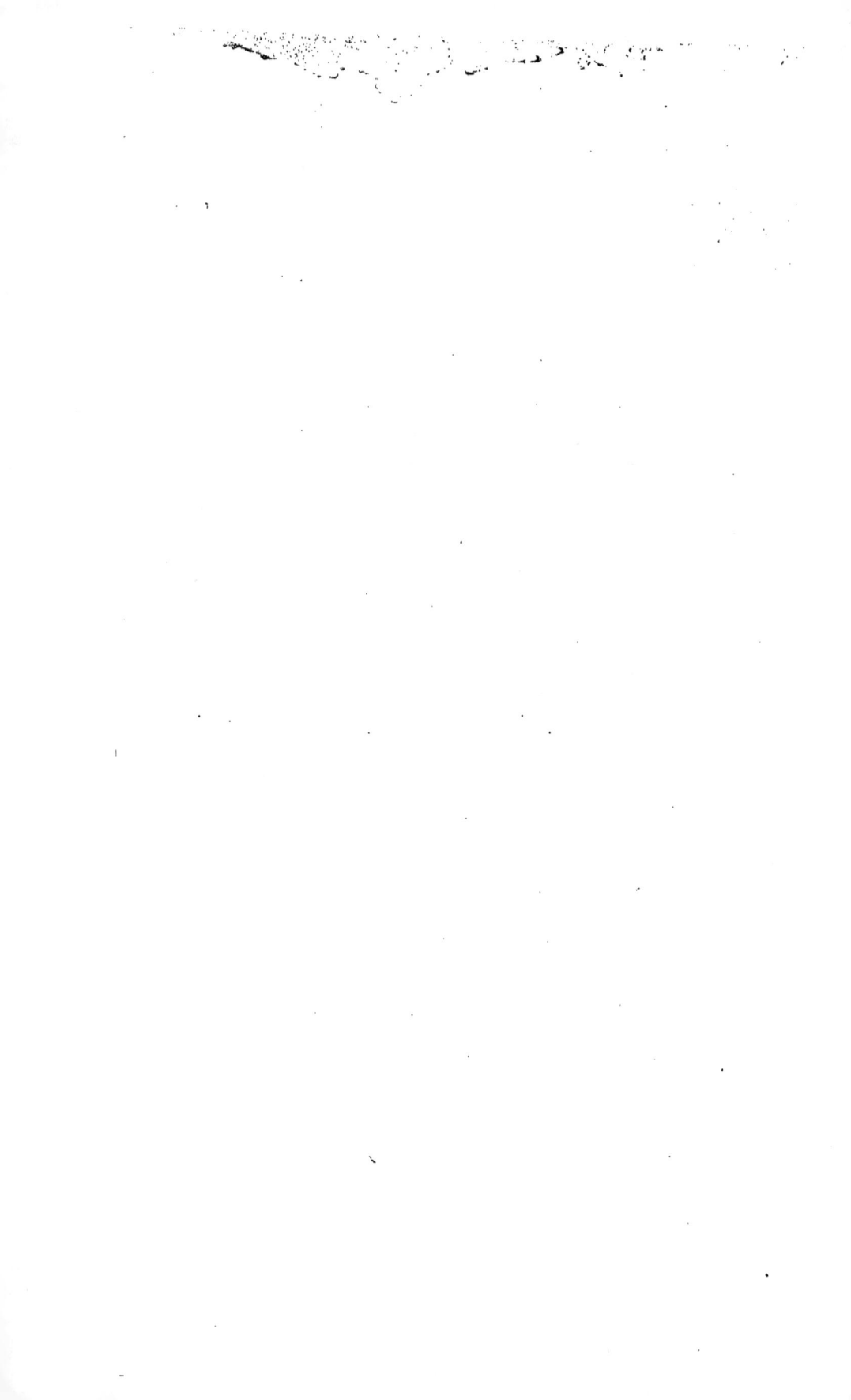

www.ingramcontent.com/pod-product-compliance
Lightning Source LLC
Chambersburg PA
CBHW071845200326
41519CB00016B/4244